U0786613

高级卫生专业技术资格考试用书

全科医学全真模拟试卷与解析

（副主任医师/主任医师）

全真模拟试卷

主　编　姬琛华

副主编　颜培实　李　颖　于　晶　姜德颖

编　者　李　志　董　敬　吕亚囡　潘晓芳　韩乐强
代　萌　王笑丰　金　蕾　夏晓虹　孙　娜
陈智颖　王胜男　杨　瑛　刘栩晗　刘　畅
葛述科　刘长城　杨丽颖　邵　颖　白　晶
佘翠平　曲昌锋　彭　聪

中国健康传媒集团
中国医药科技出版社

题型说明

一、单选题：每道试题由1个题干和5个备选答案组成，题干在前，选项在后。选项A、B、C、D、E中只有1个为正确答案，其余均为干扰选项。

例：以下哪个选项最能描述全科医疗的服务对象

A. 只针对有疾病的人提供医学专业服务

B. 只为家庭中的儿童和年长者提供医疗服务

C. 仅针对城市地区提供医疗服务

D. 包括整个家庭和社区，不限于健康或患病的个体

E. 只针对身体状况不佳的人提供专业医疗服务

答案：D

解析：全科医疗的服务对象不限于某个人，而是整个家庭乃至整个社区。除了患者之外，它还包括健康的和不良生活方式的人群。因此，选项D最能描述其服务对象，其他选项都不准确。

二、多选题：每道试题由1个题干和5个备选答案组成，题干在前，选项在后。选项A、B、C、D、E中至少有2个正确答案。

例：全科医学的研究对象包括以下哪些方面

A. 社区常见健康问题

B. 完整的人及其健康问题

C. 基础医学研究

D. 全球卫生问题

E. 家庭的健康问题

答案：ABE

解析：全科医学的研究对象主要包括：社区常见健康问题、完整的人及其健康问题和家庭的健康问题。

三、共用题干单选题：以叙述一个以单一患者或家庭为中心的临床情景，提出2~6个相互独立的问题，问题可随病情的发展逐步增加部分新信息，每个问题只有1个正确答案，以考查临床综合能力。答题过程是不可逆的，即进入下一问后不能再返回修改所有前面的答案。

例：患者，女，71岁，早晨上台阶时，摔倒在地（臀部着地），不能站立和行走，自感局部剧痛，神志尚清楚，家人随即将其送往医院。老人平素视力不好，最近未服用药物，患类风湿关节炎20年，颈椎病5年，曾跌倒过1次。

1. 该患者最可能的诊断是

A. 髌骨骨折

B. 上肢前臂骨折

C. 头部外伤

D. 股骨颈骨折

E. 髋关节脱位

答案：D

解析：患者发生股骨颈骨折的可能性最大。患者早晨上台阶时摔倒，出现了不能站立和行走、局部剧痛的症状，这提示可能发生了下肢骨折。由于老人年龄较大，且曾经跌倒过1次，因此髋部骨折的风险较高。另外，老人有类风湿关节炎和颈椎病的病史，这些疾病可能会导致骨质疏松、运动障碍，均增加髋部骨折的风险。综合分析，老人最可能发生了股骨颈骨折。因此，选项D正确。需立即X线检查以与髋关节脱位进行鉴别评估。

2. 为明确跌倒造成的损伤，首选的检查是

A. 头颅 CT　　B. X 线

C. 血糖　　D. 血常规

E. B 超

答案：B

解析：为明确跌倒造成的损伤，首选的检查是 X 线检查。老人摔倒后出现了不能站立和行走、局部剧痛等症状，怀疑下肢骨折的可能性较大。为明确损伤的具体情况，需要进行影像学检查。在这些检查方法中，X 线检查是一种简便易行、价格低廉、结果可靠的检查方法，通常可以快速确定是否存在骨折。因此，X 线检查是明确跌倒造成的损伤的首选检查方法。

四、案例分析题：每道案例分析题至少 3～12 问。每问的备选答案至少 6 个，最多 12 个，正确答案及错误答案的个数不定。考生每选对一个正确答案给 1 个得分点，选错一个扣 1 个得分点，直至扣至本问得分为 0，即不含得负分。案例分析题的答题过程是不可逆的，即进入下一问后不能再返回修改所有前面的答案。

例：患者，男性，57 岁。患者半年前登山时出现心前区疼痛，为压迫样，持续 1～2 分钟并向左肩、左背放射，停止活动自行缓解。以后每当劳累和工作紧张均可诱发，含硝酸甘油可缓解。1 个月前心前区疼痛发作频繁并加重，发作时间较前延长，轻微活动就可诱发，含硝酸甘油效果欠佳。发现高血压病史五年，服药治疗效果不理想，无糖尿病病史。查体：BP 200/120mmHg，心肺无异常，心电图示：ST 段下移 0.1mV。父母有高血压病史。

1. 该患者最可能的诊断为

A. 冠心病（不稳定型心绞痛），高血压Ⅲ级 很高危

B. 冠心病（稳定型心绞痛），高血压Ⅲ级 很高危

C. 冠心病（不稳定型心绞痛），高血压Ⅱ级 高危

D. 高血压Ⅲ级 很高危，高血压心脏病

E. 肥厚型心肌病，高血压Ⅲ级 很高危

F. 冠心病（不稳定型心绞痛），高血压Ⅲ级 高危

答案：A

解析：患者半年前登山时出现心前区疼痛，为压迫样，持续 1～2 分钟并向左肩、左背放射，停止活动自行缓解。以后每当劳累和工作紧张均可诱发，含硝酸甘油可缓解，可诊断为冠心病，稳定型心绞痛。1 个月前心前区疼痛发作频繁并加重，发作时间较前延长，轻微活动就可诱发，含硝酸甘油效果欠佳。可诊断为不稳定型心绞痛。查体：BP 200/120mmHg，结合冠心病病情，诊断为高血压Ⅲ级，很高危。

2. 不稳定型心绞痛与稳定型心绞痛的差别主要在于

A. 产生痛觉的直接因素

B. 冠脉内不稳定的粥样硬化斑块继发病理改变，使局部心肌血流量明显下降

C. 冠脉狭窄程度

D. 心肌耗氧增加

E. 血管痉挛

F. 疼痛的持续时间

答案：ABE

解析：不稳定型心绞痛是由于冠脉内的粥样硬化斑块发生破裂、溃疡或出现血栓形成，导致冠状动脉部分或完全阻塞，从而引起心肌缺血和痛苦感。此时，产生痛觉的直接因素是血管痉挛和缺氧，症状比较剧烈且难以缓解。而稳定型心绞痛则多由冠状动脉狭窄引起，心肌缺血通常是由于心肌耗氧需求增加导致的，症状相对轻微，可以通过休息或药物缓解。

3. 不是不稳定型心绞痛临床特点的是

A. 原为稳定型心绞痛，在 1 个月内疼

痛发作的频率增加，程度加重，时限变长，诱发因素变化，硝酸酯类药物缓解作用减弱

B. 1个月内新发生的心绞痛，并因较轻的负荷所诱发

C. 休息状态发作或较轻活动即可诱发，包括变异型心绞痛

D. 贫血、感染、甲亢、心律失常等原因诱发的心绞痛为继发性不稳定型心绞痛

E. 发作前有血压高、心率快的特点

F. 服药治疗效果不理想

答案： E

解析： 选项E中所提到的发作前有血压高、心率快的特点并不是不稳定型心绞痛的临床特点，因此，正确答案是E。

4. 本病例的诊断依据不包括

A. 男性，57岁

B. 胸痛频繁，持续时间延长

C. 心电图ST段下移0.1mV

D. 有高血压病史5年，查体血压BP 200/120mmHg

E. 有心绞痛发作病史半年，劳累和工作紧张均可诱发，停止活动或含硝酸甘油能缓解

F. 1个月前心前区疼痛发作频繁并加重，发作时间较前延长，轻微活动就可诱发，含硝酸甘油效果欠佳

答案： AB

解析： 根据患者的症状和检查结果，可以初步怀疑不稳定型心绞痛，并伴有高血压。选项C、D、E和F都是支持这一诊断的依据。而选项B所提到的胸痛频繁和持续时间延长，并没有提供最可靠的信息来支持或排除其他疾病的诊断。选项A指示患者为中老年男性，是冠心病、高血压的好发人群，仅为背景信息。

5. 该患者的处理原则，不正确的是

A. 住院卧床休息，心电监护，尽快控制症状和防止发生心肌梗死

B. 胸痛发作时可先含硝酸甘油，严重而频繁或难以控制时，可静脉内滴注硝酸甘油

C. 本病无心力衰竭可加用β受体拮抗剂和（或）钙通道阻滞剂

D. 使用抗凝药

E. 发作期间可不处理高血压

F. 给予止痛治疗

答案： E

解析： 在急性心绞痛发作期间，高血压可能会增加心肌耗氧量，进一步恶化病情。因此，需要对高血压症状进行积极控制、平稳控压。其他选项均为处理急性心绞痛的常规措施。正确答案是E。

目录

全真模拟试卷（一）

一、单选题：每道试题由1个题干和5个备选答案组成，题干在前，选项在后。选项A、B、C、D、E中只有1个为正确答案，其余均为干扰选项。

1. 全科医学的主旨是
A. 以疾病治疗为中心
B. 以社区为单位
C. 将个体与群体健康照顾分开
D. 以器官与系统为单位
E. 以人为中心、以家庭为单位、以整体健康的维护与促进为方向的长期负责式照顾，并将个体与群体健康照顾融为一体

2. 以下哪个选项最能描述全科医疗的服务对象
A. 只针对有疾病的人提供医学专业服务
B. 只为家庭中的儿童和年长者提供医疗服务
C. 仅针对城市地区提供医疗服务
D. 包括整个家庭和社区，不限于健康或患病的个体
E. 只针对身体状况不佳的人提供专业医疗服务

3. 实施健康教育活动的首要任务是
A. 制定健康的公共政策
B. 确定优先项目
C. 建立领导机构
D. 制定健康促进规划
E. 合理评估

4. 全科医生应具备哪种服务社区的能力
A. 熟练评价家庭的结构、功能，家庭生活周期和家庭资源状况
B. 协调和利用社区内外的医疗和非医疗资源，制订和实施社区卫生计划
C. 处理常见健康和疾病问题的能力，提供以基本医疗为主，预防、诊疗、保健、康复及健康管理一体化服务
D. 评价个人心理、行为问题的能力，掌握心理诊断、心理治疗和心理咨询的基本技能
E. 熟悉有关的法规，在维护患者及其家庭最佳利益的前提下，尽量避免医疗纠纷的发生

5. 治疗急、慢性骨及关节感染，宜首选的口服药物是
A. 青霉素G
B. 多黏菌素B
C. 克林霉素
D. 林可霉素
E. 吉他霉素

6. 使用胰岛素治疗糖尿病时，最常见的副作用是
A. 荨麻疹
B. 注射局部红晕、疼痛
C. 低血糖反应
D. 过敏性休克
E. 抽搐

7. 慢性肺疾病患者康复治疗中呼吸练习的主要目的是
A. 增强膈肌活动
B. 增强腹肌活动
C. 增强肋间内肌活动
D. 增强肋间外肌活动
E. 增强辅助呼吸肌活动

8. 以下哪项不是全科医生在社区康复工作中的任务
   A. 执行社区康复工作计划，建立健康与康复档案
   B. 组织参加残疾人普查
   C. 参加和建立社区康复站，指导和参加康复医疗工作
   D. 负责康复医疗咨询、康复评定、治疗和转诊工作
   E. 指导患者进行手术治疗

9. 以下属于正常细胞性贫血的是
   A. 缺铁性贫血
   B. 铁粒幼细胞性贫血
   C. 珠蛋白生成障碍性贫血
   D. 再生障碍性贫血
   E. 巨幼细胞贫血

10. 心尖部收缩期喀喇音提示
   A. 室壁瘤形成
   B. 二尖瓣脱垂
   C. 二尖瓣狭窄
   D. 室间隔穿孔
   E. 主动脉瓣关闭不全

11. 咯血最常见的病因是
   A. 支气管扩张
   B. 支气管结核
   C. 流行性出血热
   D. 支气管子宫内膜异位症
   E. 肺出血型钩端螺旋体病

12. 程度最轻的意识障碍是
   A. 嗜睡　　B. 昏睡
   C. 浅昏迷　　D. 意识模糊
   E. 深昏迷

13. 风湿性心脏病最常侵犯的瓣膜是
   A. 二尖瓣及三尖瓣
   B. 二尖瓣及主动脉瓣
   C. 主动脉瓣及肺动脉瓣
   D. 三尖瓣及肺动脉瓣
   E. 二尖瓣及肺动脉瓣

14. 以下选项中提示左心功能不全的是
   A. 交替脉　　B. 奇脉
   C. 水冲脉　　D. 脉短绌
   E. 脉细弱

15. 以下选项中不属于右心衰竭常见临床表现的是
   A. 肝大
   B. 腹胀
   C. 肝－颈静脉回流征阳性
   D. 水肿
   E. 呼吸困难

16. 听诊可闻及单侧局限性哮鸣音的疾病是
   A. 支气管哮喘
   B. 慢性阻塞性肺疾病
   C. 肺炎
   D. 液气胸
   E. 支气管内肿瘤或异物

17. 关于幽门梗阻的叙述，不正确的是
   A. 振水音
   B. 胃型蠕动波
   C. 呕吐后腹胀可减轻
   D. 呕吐物中有隔餐或隔日食物
   E. 多并发上消化道出血

18. 风湿活动的正确判断指标是
   A. 血沉慢
   B. 血小板减少
   C. 黏蛋白降低
   D. C－反应蛋白升高
   E. 血浆白蛋白升高

19. 系统性红斑狼疮患者的典型皮肤损害为
   A. 环形红斑
   B. 结节性红斑
   C. 面部蝶形红斑
   D. 多形性红斑

E. 网状青斑

20. 患者，女，68 岁，乏力、面色苍白 1 年。40 年前行胃大部切除术。查体：T 36.5℃，P 90 次/分，R 16 次/分，BP 110/80mmHg，皮肤及睑结膜苍白，双肺呼吸音清，HR 90 次/分，心律齐，各瓣膜听诊区未闻及杂音。腹软，上腹部见一长约 7cm 陈旧性手术瘢痕，全腹无压痛及反跳痛，未触及包块。实验室检查：Hb 70g/L，粪便隐血（-）。胃镜：吻合口炎症。患者贫血的相关因素不包括

A. 胃蛋白酶缺乏

B. 铁缺乏

C. 胃酸缺乏

D. 叶酸缺乏

E. 维生素 B_{12} 缺乏

21. 患者，男，78 岁，反复咳嗽、咳痰、气喘 30 年，喘憋加重 5 年，发热 3 天，最高体温 39.5℃。咳黄痰，呼吸困难，夜不能平卧，少尿，双下肢水肿来急诊。与右心衰竭无关的体征是

A. 颈静脉怒张

B. 双下肢可凹性水肿

C. 肝大、压痛

D. 肝－颈静脉回流征阳性

E. 球结膜水肿

22. 老年女性，主诉“四肢麻木伴乏力 2 个月”就诊。饮食正常，20 年前因胃溃疡接受全胃切除术，查血常规示：白细胞 $2.0\times10^9/L$，中性粒细胞 55%，淋巴细胞 35%，血红蛋白 65g/L，红细胞平均体积 125fl，血小板 $60\times10^9/L$，血生化提示肝酶正常，总胆红素 45μmol/L，间接胆红素 35μmol/L，乳酸脱氢酶 1250U/L。首先考虑的疾病是

A. 急性白血病

B. 骨髓增生异常综合征

C. 巨幼细胞贫血

D. 脾功能亢进

E. 脾肿大

23. 患者，女性，63 岁。背部有一 4cm × 3cm 大小肿块，质软，呈分叶状，边界不太清楚，活动度较小，无压痛，表面皮肤无红肿，未见静脉扩张。最可能的诊断是

A. 皮肤癌

B. 平滑肌瘤

C. 神经纤维瘤

D. 皮脂腺囊肿

E. 脂肪瘤

24. 患者，女，35 岁。哮喘患者。平时规律吸入激素，偶尔需要使用短效 β_2 受体激动剂治疗，症状控制较满意。近来过敏性鼻炎发作，喘息症状出现波动。此时为加强抗炎效果，首选药物是

A. 茶碱缓释片

B. 长效 β_2 受体激动剂

C. 白三烯受体调节剂

D. 口服激素

E. H_1 受体拮抗剂

25. 患者，男，27 岁。贫血 7 个月，牙龈有时出血，易感冒。查体：皮肤有少量出血点，巩膜无黄染，胸骨无压痛，肝未触及。Hb 79g/L，WBC $2.6\times10^9/L$，PLT $32\times10^9/L$，血涂片未见幼稚细胞，血 Ham 试验（-），尿 Rous（-），骨髓增生减低，粒、红、巨核三系细胞减少。首先采取的治疗为

A. 输全血

B. 叶酸、维生素 B_{12}

C. 司坦唑醇

D. 脾切除

E. 骨髓移植

二、多选题：每道试题由1个题干和5个备选答案组成，题干在前，选项在后。选项A、B、C、D、E中至少有2个正确答案。

26. 全科医学的研究对象包括以下哪些方面
A. 社区常见健康问题
B. 完整的人及其健康问题
C. 基础医学研究
D. 全球卫生问题
E. 家庭的健康问题

27. 常引起肝细胞性黄疸的疾病有
A. 胆总管狭窄
B. 病毒性肝炎
C. 肝内泥沙样结石
D. 原发性胆汁性肝硬化
E. 毛细胆管型病毒性肝炎

28. 以下存在消化道活动性出血的是
A. 黑粪（血便）次数增多，肠鸣音活跃
B. 经充分补液及输血后皮肤仍冰凉、四肢湿冷
C. 血红蛋白浓度、红细胞计数与血细胞比容继续下降
D. 补液与尿量足够的情况下，血尿素氮持续升高或降而复升
E. 收缩压 < 90mmHg，心率增快（ > 120 次/分）

29. 心肺复苏早期除颤的原因有
A. 电除颤是终止室颤最有效的方法
B. 心搏骤停时最常见和最初发生的心律失常是心室颤动
C. 电除颤也可以使心脏停搏与无脉性电活动患者获益
D. 随着时间推移，成功除颤的机会迅速下降
E. 临床和流行病学研究证实，早期电除颤是挽救患者生命最关键的环节

30. 可引起血三系下降的疾病是
A. 再生障碍性贫血
B. 缺铁性贫血
C. 急性白血病
D. 巨幼细胞贫血
E. 急性骨髓造血停滞

31. 系统性红斑狼疮可能的病因是
A. 遗传因素
B. 日光、紫外线
C. 雌激素
D. 感染
E. 某些药物

32. 关于病毒性肝炎的血清学检查，以下叙述正确的是
A. 抗-HBs抗体为保护性抗体，阳性表示对HBV有免疫力
B. HCV RNA阳性是病毒感染和复制的直接标志
C. HBsAg和抗-HBs抗体同时阳性可出现在HBV感染恢复期
D. 抗-HCV IgM抗体和抗-HCV IgG抗体是保护性抗体
E. 抗-HBc IgG抗体在血清中可长期存在

33. 血吸虫病传播必须具备的条件有
A. 含有虫卵的粪便入水
B. 钉螺的存在和繁殖
C. 人、畜接触疫水
D. 与血吸虫病患者接触
E. 与患有血吸虫病的家畜接触

34. 慢性阻塞性肺疾病常见的并发症是
A. 肺心病
B. 胸腔积液
C. 自发性气胸
D. 咯血
E. 肺实变

35. 慢性肺心病患者易出现房性心律失常的原因是
A. 长期缺氧
B. 反复感染
C. 电解质紊乱

D. 心脏传导系统退行性变
E. 冠状动脉粥样硬化

36. 严重缺氧时可发生
A. 颅内压增高
B. 心肌坏死
C. 氮质血症
D. 脑血流增加
E. 扑翼样震颤

37. 关于支气管扩张的咳痰症状，以下正确的是
A. 可大量咳痰，每天达几百毫升
B. 可无咳痰
C. 痰量可在夜间卧床时增多
D. 可出现臭味痰
E. 痰液呈泡沫状，不分层

38. 肺癌患者合并胸腔积液的病因可能为
A. 阻塞性肺炎
B. 肿瘤压迫
C. 肿瘤胸膜转移
D. 肿瘤侵犯淋巴管
E. 合并结核病变

39. 急性左心衰竭的紧急治疗措施有
A. 低流量吸氧
B. 肌注吗啡
C. 给予洋地黄
D. 使用利尿剂
E. 血管扩张剂

40. 感染性心内膜炎的主要诊断标准包括
A. 两次不同时间的血培养，检出同一典型 IE 致病微生物
B. 多次血培养检出同一 IE 致病微生物
C. 超声心动图发现心内膜赘生物、脓肿形成、新发生的人工瓣膜部分破裂
D. 新出现的瓣膜反流，增强或改变了原来不明确的杂音
E. 影像学发现主要动脉栓塞，感染性肺梗死，细菌性动脉瘤，颅内出血，结膜出血以及 Janeway 损害

41. 慢性胰腺炎常见的临床表现有
A. 腹痛
B. 脂肪泻
C. 营养不良
D. 腹部包块
E. 发热

42. 再生障碍性贫血的骨髓象改变是
A. 骨髓有核细胞增生减低
B. 粒系、红系细胞减少
C. 淋巴细胞比例增高
D. 巨核细胞减少
E. 巨核细胞增多伴成熟障碍

43. 类风湿关节炎预后不良的因素包括
A. 女性
B. 男性
C. 早发病
D. 受累关节大于 20 个
E. 类风湿因子持续高滴度阳性

44. 强直性脊柱炎与类风湿关节炎的主要鉴别点有
A. 女性患者多见
B. 病变极少累及手关节
C. HLA – B27 阳性
D. 常有阳性家族史
E. 以对称性下肢关节炎为主

45. 急性乳腺炎早期呈蜂窝织炎表现而未形成脓肿之前，应用抗生素可取得良好效果。对于青霉素过敏者可选用
A. 红霉素
B. 阿奇霉素
C. 甲硝唑
D. 庆大霉素
E. 左氧氟沙星

46. 乳腺囊性增生病的特征是
A. 乳腺周期性肿胀、疼痛
B. 肿块呈结节状、大小不等，质韧而不硬
C. 症状与月经周期有关
D. 肿块与周围乳腺组织的界限清晰

E. 乳腺钼靶X线摄影表现为毛玻璃状或棉絮状阴影

47. 阑尾炎患者观察期间发现腹痛突然减轻可提示为
A. 病情好转
B. 并发门静脉炎
C. 阑尾穿孔
D. 形成阑尾周围脓肿
E. 并发腹腔脓肿

48. 肛裂的治疗包括
A. 止痛
B. 彻底引流创面
C. 软化大便
D. 解除肛门括约肌痉挛
E. 保持肛门局部清洁

三、共用题干单选题：以叙述一个以单一患者或家庭为中心的临床情景，提出2～6个相互独立的问题，问题可随病情的发展逐步增加部分新信息，每个问题只有1个正确答案，以考查临床综合能力。答题过程是不可逆的，即进入下一问后不能再返回修改所有前面的答案。

（49～50题共用题干）

患者，女，71岁，早晨上台阶时，摔倒在地（臀部着地），不能站立和行走，自感局部剧痛，神志尚清楚，家人随即将其送往医院。老人平素视力不好，最近未服用药物，患类风湿关节炎20年，颈椎病5年，曾跌倒过1次。

49. 该患者最可能的诊断是
A. 髌骨骨折
B. 上肢前臂骨折
C. 头部外伤
D. 股骨颈骨折
E. 髋关节脱位

50. 为明确跌倒造成的损伤，首选的检查是
A. 头颅CT　　B. X线
C. 血糖　　D. 血常规
E. B超

（51～52题共用题干）

患者，男，55岁，近1周腹痛，近3天乏力、头晕，逐渐出现活动时心慌、气短，平卧时缓解，无胸痛。查体：面色苍白，眼结膜苍白，BP 90/60mmHg，HR 100次/分，R 26次/分，肠鸣音亢进。

51. 首先考虑的诊断应是
A. 急性心肌梗死
B. 肺栓塞
C. 消化道肿瘤
D. 内脏破裂
E. 上消化道出血

52. 假设患者有消化性溃疡病史，为明确诊断首先应考虑选择
A. 心电图　　B. B超
C. 胸片　　D. 急诊胃镜
E. 上消化道造影

（53～55题共用题干）

患者，男，59岁。反复发作咳嗽、咳痰20余年，近3年出现进行性气急加重，时有尿少，下肢水肿，1周前因受凉咳嗽、咳痰加重而住院。痰量多，呈黄色黏稠状不易咳出。查体：神清，气促，口唇发绀，结膜充血，颈静脉怒张，两肺呼吸音低，肺底闻及湿性啰音，心界不大，心率110次/分，律齐，P_2亢进，各瓣膜听诊区未闻及杂音，肝肋下2.5cm，质软，压痛，肝－颈静脉回流征阳性，下肢水肿（＋＋），痰涂片见革兰阴性杆菌生长。血气分析示：$PaCO_2$ 50mmHg，PaO_2 45mmHg，pH 7.30。

53. 该患者初步诊断是
A. 慢性支气管炎、慢性阻塞性肺气肿、慢性肺源性心脏病，右心衰竭，Ⅰ型呼吸衰竭

B. 慢性支气管炎、慢性阻塞性肺气肿、慢性肺源性心脏病，右心衰竭
C. 慢性肺源性心脏病，右心衰竭
D. 慢性支气管炎、慢性阻塞性肺气肿、慢性肺源性心脏病，全心衰竭
E. 慢性支气管炎急性发作、慢性阻塞性肺气肿、慢性肺源性心脏病，右心衰竭，Ⅰ型呼吸衰竭

54. 该患者右心衰竭的治疗首选是
A. 氧疗和适当利尿
B. 静脉注射毛花苷丙或毒毛花苷 K
C. 静脉注射多巴酚丁胺
D. 静脉滴注 1，6－二磷酸果糖
E. 静脉注射酚妥拉明

55. 关于高碳酸血症的预防，该患者应首选
A. 治疗基础疾病，改善通气
B. 补充碱性药物
C. 机械通气治疗
D. 应用碳酸酐酶抑制剂
E. 静脉滴注尼可刹米

（56～57 题共用题干）

患者，女，76 岁。既往有高血压病史 20 年，糖尿病病史 10 年，长期服用降糖药物和降压药物治疗，血糖控制在正常范围，BP（160～170）/(90～100) mmHg，胆固醇和低密度脂蛋白轻度增高，超声示双侧颈动脉有多发斑块形成。

56. 患者血压应该控制的目标值是
A. ＜130/80mmHg
B. ＜130/90mmHg
C. ＜140/90mmHg
D. ＜150/90mmHg
E. ＜150/80mmHg

57. 该患者应该使用他汀类药物治疗。使用他汀类药物治疗时，不正确的是
A. 低密度脂蛋白的目标值＜100mg/dl
B. 起用前后检查肌酶和肝酶，严密观察肌肉症状
C. 为了尽快达到降脂效果，联合使用吉非罗齐
D. 治疗强度应达到低密度脂蛋白水平降低 30%～40%
E. 合理安排剂量，不宜为追求高效而加大剂量

（58～59 题共用题干）

患者，男，67 岁。因进行性吞咽困难 3 个月入院，伴消瘦约 5kg。查体：皮肤黏膜未见黄染、出血点，左锁骨上可扪及一约 2cm×3cm 大小的淋巴结，质地较硬，无压痛，不能推动，Hb 95g/L。

58. 对患者最有帮助的检查是
A. 食管 X 线吞钡检查
B. 电子胃镜＋活检
C. 胸部 CT
D. 食管脱落细胞学检查
E. 超声内镜

59. 患者诊断为食管癌，食管癌转移的主要方式是
A. 直接蔓延　　B. 淋巴转移
C. 血行转移　　D. 种植转移
E. 少见转移到其他部位

（60～62 题共用题干）

患儿男，11 岁。因疲乏、发热、食欲不振、恶心、呕吐 1 周，加重 2 天就诊。发病以来，进食减少，曾呕吐 1 次为胃内容物。因疲乏而活动减少，尿黄色深。体温在 37～38℃波动。按程序接种过乙型肝炎疫苗。5 年前曾注射丙种球蛋白 1 支。母亲有 G－6－PD 缺乏症。检查：巩膜黄染，肝肋下 1.5cm，脾未触及，化验 ALT 860U/L，总胆红素（Tbil）158.5μmol/L，抗－HBs 阳性，抗－HCV 阳性。

60. 最不可能的诊断为
A. 急性丙型肝炎

B. 急性戊型肝炎
C. 急性乙型肝炎
D. 急性甲型肝炎
E. 溶血性黄疸

61. 为确诊病原，不必要检查的是
A. 乙肝五项
B. 抗 - HAV IgM
C. 抗 - HEV IgM
D. 腹部 CT
E. G - 6 - PD 活性

62. 若单纯为病毒性肝炎，对该患者当前的治疗原则应为
A. 应用干扰素抗病毒治疗为主要目的
B. 以保肝、降酶、退黄为主要目的，恢复正常肝功能，防止重型肝炎发生
C. 应用免疫调节药物，以抑制甲型肝炎病毒和丙型肝炎病毒的复制
D. 加强营养支持，适当药物治疗
E. 应用激素退黄

（63 ~ 65 题共用题干）

患者，男性，42 岁。因反复咳嗽、乏力 1 个月，午后潮热、消瘦伴血痰 1 周而就诊。病程中曾经使用抗菌药物治疗，无明显好转。肾移植术后 1 年。查体：T 37.9℃，R 28 次/分，P 88 次/分，右上肺呼吸音略低，未闻及干湿啰音。

63. 该患者可能的诊断是
A. 肺癌
B. 肺结核
C. 支气管扩张症
D. 肺脓肿
E. 肺炎

64. 应首选的检查是
A. 血沉
B. 痰细菌培养
C. 胸片
D. 血气分析
E. 支气管镜检查

65. 对确诊最有帮助的检查是
A. 血沉增高
B. 结核菌素试验强阳性
C. 反复痰中带血
D. 胸部 X 线检查右上肺片状阴影
E. 痰涂片找到结核分枝杆菌

四、案例分析题：每道案例分析题至少 3 ~ 12 问。每问的备选答案至少 6 个，最多 12 个，正确答案及错误答案的个数不定。考生每选对一个正确答案给 1 个得分点，选错一个扣 1 个得分点，直至扣至本问得分为 0，即不含得负分。案例分析题的答题过程是不可逆的，即进入下一问后不能再返回修改所有前面的答案。

（66 ~ 70 题共用题干）

患者，男性，57 岁。患者半年前登山时出现心前区疼痛，为压迫样，持续 1 ~ 2 分钟并向左肩、左背放射，停止活动自行缓解。以后每当劳累和工作紧张均可诱发，含硝酸甘油可缓解。1 个月前心前区疼痛发作频繁并加重，发作时间较前延长，轻微活动就可诱发，含硝酸甘油效果欠佳。发现高血压病史五年，服药治疗效果不理想，无糖尿病病史。查体：BP 200/120mmHg，心肺无异常，心电图示：ST 段下移 0.1mV。父母有高血压病史。

66. 该患者最可能的诊断为
A. 冠心病（不稳定型心绞痛），高血压Ⅲ级 很高危
B. 冠心病（稳定型心绞痛），高血压Ⅲ级 很高危
C. 冠心病（不稳定型心绞痛），高血压Ⅱ级 高危
D. 高血压Ⅲ级 很高危，高血压心脏病
E. 肥厚型心肌病，高血压Ⅲ级 很高危
F. 冠心病（不稳定型心绞痛），高血压Ⅲ级 高危

67. 不稳定型心绞痛与稳定型心绞痛的差别主要在于

A. 产生痛觉的直接因素
B. 冠脉内不稳定的粥样硬化斑块继发病理改变，使局部心肌血流量明显下降
C. 冠脉狭窄程度
D. 心肌耗氧增加
E. 血管痉挛
F. 疼痛的持续时间

68. 不是不稳定型心绞痛临床特点的是
A. 原为稳定型心绞痛，在1个月内疼痛发作的频率增加，程度加重，时限变长，诱发因素变化，硝酸酯类药物缓解作用减弱
B. 1个月内新发生的心绞痛，并因较轻的负荷所诱发
C. 休息状态发作或较轻活动即可诱发，包括变异型心绞痛
D. 贫血、感染、甲亢、心律失常等原因诱发的心绞痛为继发性不稳定型心绞痛
E. 发作前有血压高、心率快的特点
F. 服药治疗效果不理想

69. 本病例的诊断依据不包括
A. 男性，57岁
B. 胸痛频繁，持续时间延长
C. 心电图ST段下移0.1mV
D. 有高血压病史5年，查体血压BP 200/120mmHg
E. 有心绞痛发作病史半年，劳累和工作紧张均可诱发，停止活动或含硝酸甘油能缓解
F. 1个月前心前区疼痛发作频繁并加重，发作时间较前延长，轻微活动就可诱发，含硝酸甘油效果欠佳

70. 该患者的处理原则，不正确的是
A. 住院卧床休息，心电监护，尽快控制症状和防止发生心肌梗死
B. 胸痛发作时可先含硝酸甘油，严重而频繁或难以控制时，可静脉内滴注硝酸甘油
C. 本病无心力衰竭可加用β受体拮抗剂和（或）钙通道阻滞剂
D. 使用抗凝药
E. 发作期间可不处理高血压
F. 给予止痛治疗

（71～73题共用题干）

患者，男性，36岁。因鼻塞、流涕3天伴咽痛、咳嗽2天就诊。自服“感冒通”等稍好转。无明显发热、咳痰及胸痛等。查体：T 37.3℃，神志清，呼吸平顺，唇甲无发绀，咽稍红，双侧扁桃体无肿大。气管居中，双肺叩诊清音，未闻及明显干湿啰音。

71. 患者最可能的诊断是
A. 肺炎
B. 急性化脓性扁桃体炎
C. 急性上呼吸道感染
D. 流行性感冒
E. 过敏性鼻炎
F. 支气管炎

72. 引起该病的病原体是
A. 最可能的病原体为病毒
B. 鼻病毒
C. 腺病毒
D. 呼吸道合胞病毒
E. 埃可病毒
F. 柯萨奇病毒

73. 患者行血常规示：WBC 2.8×10^9/L，N 54%，L 46%；胸片无异常。目前可给予的治疗是
A. 首选抗菌药物治疗
B. 首选抗病毒治疗
C. 对症治疗
D. 选用对症的中药治疗
E. 给予第一代头孢菌素
F. 给予大环内酯类药物

(74～76题共用题干)

患者，女性，27岁，近半年来反复中上腹部疼痛，疼痛向背部放射，伴反酸与夜间痛。既往有2次黑便史。

74. 患者最可能的诊断是
A. 十二指肠球部溃疡
B. 慢性胃炎
C. 慢性胰腺炎
D. 胆石症
E. 功能性胃肠病
F. 肋间神经痛

75. 为明确诊断，应首选的检查是
A. 胃镜检查
B. 钡餐检查
C. 血清胃泌素
D. 胃液分析
E. 大便隐血试验
F. 腹部CT

76. 患者胃镜提示：十二指肠球部溃疡(活动期)，关于十二指肠球部溃疡的临床表现，正确的是
A. 有空腹痛
B. 90%的患者幽门螺杆菌阳性
C. 后壁溃疡穿孔多见
D. 血清胃泌素水平显著升高
E. 发生癌变的机会很少
F. 饱食后疼痛

(77～79题共用题干)

患者，女性，24岁，反复出现双下肢紫癜，月经过多1年。无服药史。查体：浅表淋巴结未及，肝脾未触及。血常规：Hb 105g/L，WBC 5.4×10^9/L，PLT 25×10^9/L。ESR 30mm/h。尿常规：蛋白(+++)，红细胞（++）。肝肾功能正常。

77. 患者进一步应进行的检查是
A. 骨髓穿刺
B. 抗核抗体
C. 抗ENA抗体谱
D. 白血病基因检测
E. 抗磷脂抗体
F. 肾脏穿刺活检
G. 胸腹部CT

78. 患者免疫指标结果：抗核抗体1∶640（+），抗RNP/Sm抗体（+），抗dsDNA抗体（++），抗SSA抗体（+），抗心磷脂抗体、抗β_2-糖蛋白1抗体（-）。该患者的诊断考虑为
A. 原发免疫性血小板减少症
B. 血栓性血小板减少性紫癜
C. 系统性红斑狼疮
D. 原发性干燥综合征
E. 抗磷脂抗体综合征
F. 药物性狼疮

79. 患者进一步首选的治疗为
A. 糖皮质激素+免疫抑制剂
B. 糖皮质激素
C. 脾切除
D. 免疫抑制剂
E. 静脉注射免疫球蛋白
F. 利妥昔单抗

(80～82题共用题干)

患儿女，7个月。无明确传染病接触史，突起高热4天，体温在39.5℃左右波动，一直补液及服用退热药治疗。今天发热突然消退，发现全身大量玫瑰色斑丘疹。

80. 该患儿最可能的诊断是
A. 水痘　B. 幼儿急疹
C. 麻疹　D. 风疹
E. 风湿热　F. 药物疹

81. 查体时最可能发现淋巴结肿大的情况是
A. 耳后、枕后及颈部淋巴结肿大，压痛，没有化脓
B. 全身淋巴结肿大
C. 全身淋巴结肿大伴肝脾肿大

D. 局部淋巴结如绿豆大小，活动，无压痛

E. 枕后淋巴结肿大，豌豆大小，无压痛

F. 颈部淋巴结肿大

82. 出皮疹后的治疗方法为

A. 1% 龙胆紫涂抹

B. 可用抗生素药膏

C. 无明显痒感，不需要特殊治疗

D. 明显痒感，给予抗过敏治疗

E. 口服激素

F. 局部使用激素

（83～85 题共用题干）

患儿女，3 岁。发热、咽峡炎病后 2 日内出疹，表现为在充血的皮肤上有鲜红皮疹。血常规：白细胞 18×10^9/L，中性粒细胞 85%。患儿所在幼儿园中也有类似症状的儿童。

83. 该患儿可能的诊断是

A. 水痘　　B. 带状疱疹

C. 麻疹　　D. 猩红热

E. 风疹　　F. 手足口病

84. 与本病相关的特异性体征还有

A. 疹后脱屑

B. Stimson 线

C. Koplik 斑

D. 杨梅舌

E. 口周苍白圈

F. 肢端水肿、脱屑

85. 该疾病的防治措施正确的是

A. 首选青霉素治疗

B. 首选阿昔洛韦或阿糖腺苷抗病毒治疗

C. 可选中药清热解毒

D. 可给予丙种球蛋白治疗

E. 隔离至接受治疗后 2 周

F. 炉甘石洗剂涂抹皮疹

（86～88 题共用题干）

患者，男性，68 岁。高血压病史 10 年，最高血压达 210/100mmHg。今年来长期服用厄贝沙坦 300mg，1 次/天；吲达帕胺 2.5mg，1 次/天；硝苯地平控释片 60mg，1 次/天；富马酸比索洛尔 5mg，1 次/天。血压维持在（146～160）/（86～100）mmHg。

86. 该患者的诊断为

A. 高血压 3 级

B. 难治性高血压

C. 单纯收缩期高血压

D. 假性高血压

E. 高血压急症

F. 高血压 2 级

87. 关于难治性高血压诊断的叙述，以下正确的是

A. 先后服用足量或最大耐受剂量的三种降压药物（包括一种利尿剂）血压仍然不能达标的患者

B. 同时服用足量或最大耐受剂量的三种降压药物（包括一种利尿剂）血压仍然不能达标的患者

C. 难治性高血压中继发性高血压占有较大比例

D. 难治性高血压肯定是继发性高血压

E. 难治性高血压属于原发性高血压的一种特殊类型

F. 只要高血压治疗无效即可诊断难治性高血压

88. 治疗难治性高血压除了药物之外，还需要关注的是

A. 患者的生活方式

B. 患者的睡眠

C. 患者的心率

D. 患者体内的容量负荷

E. 患者的心理状态

F. 患者的饮食习惯

（89～91题共用题干）

患者，男性，60岁，因排尿困难且进行性加重5年，尿频、尿急伴急迫性尿失禁3天来院就诊。查体：腹软，无明显压痛，耻骨上叩诊呈浊音，直肠指诊：肛门括约肌张力尚可，前列腺Ⅲ度增大，质软，中央沟变浅，未触及明显结节，指套无染血。血前列腺特异性抗原（PSA）2.39μg/L。初步诊断为良性前列腺增生症。

89. 患者门诊可进一步完善哪些辅助检查

A. 泌尿系B超

B. 尿流率检测

C. 盆腔CT平扫

D. 尿常规检查

E. 前列腺MRI

F. PET－CT

90. 患者泌尿系B超提示膀胱内直径2.5cm大小强回声，后方伴声影，位置随体位改变，前列腺内部回声均匀，容积112ml。尿常规：白细胞（++），红细胞（++），亚硝酸盐（+）。患者下一步较为合理的处理方案是

A. 观察病情

B. 口服α受体阻滞剂

C. 口服5α还原酶抑制剂

D. α受体阻滞剂联合5α还原酶抑制剂

E. M受体阻滞剂

F. 抗感染治疗后行手术治疗

91. 患者术前需进一步完善的检查包括

A. 血常规检查

B. 肾功能检测

C. 上尿路B超检查

D. 静脉肾盂造影

E. 前列腺MRI

F. 膀胱镜检查

（92～94题共用题干）

患者，男性，72岁。间断咳嗽、咳痰30余年，加重伴意识障碍2天入院。查体：T 38℃，P 102次/分，R 21次/分，BP 120/80mmHg，烦躁不安，球结膜充血水肿，瞳孔等大等圆，口唇发绀。桶状胸，双肺可闻及哮鸣音，双下肺可闻及少量湿啰音。病理反射阴性。

92. 有助于诊断和鉴别诊断的检查有

A. 血常规

B. 血液生化检查

C. 胸部CT

D. 心电图

E. 动脉血气分析

F. 痰细菌培养

93. 动脉血气分析：pH 7.30，$PaCO_2$ 75mmHg，PaO_2 43mmHg。胸部CT排除肺炎、肺结核。患者检查后返回病房时出现了嗜睡，追问原因，行CT检查过程中家属私自调高了便携吸氧的氧流量。目前没有进行有创机械通气的治疗条件，应给予的治疗是

A. 无创机械通气

B. 抗感染

C. 应用改善通气的药物

D. 应用糖皮质激素

E. 应用呼吸中枢兴奋剂

F. 低流量吸氧

94. 慢性呼吸衰竭患者发生肺性脑病初期可能表现为兴奋状态，这阶段在治疗上应该注意的有

A. 以支气管扩张药为主

B. 禁用镇静催眠药

C. 长期应用呼吸中枢兴奋剂

D. 低浓度吸氧

E. 只有在呼吸困难加重时增加吸入氧浓度

F. 改善通气功能

（95～100 题共用题干）

患者，女性，48 岁，孕 3 产 2，输卵管结扎 20 年。因“经量增多 5 年余，头晕伴乏力半年”就诊。既往月经规则，月经周期为 28～30 天，每次月经 5～6 天，量中，无痛经，末次月经为 1 周前。5 年前无明显诱因出现经量增多，每天约需 7 至 8 片卫生巾，有血块，无月经周期改变，经期由 5 天延长至 8 天左右，无腹痛、腰痛等。近半年来出现头晕、四肢乏力，无胸闷、气促等。查体：血压 98/60mmHg，心率 90 次/分，体温 36.8℃，面色及口唇苍白。心肺听诊无异常。下腹部检查可触及质硬包块，活动，表面不平，无压痛。妇科检查：外阴发育正常，阴道通畅，宫颈肥大，宫颈柱状上皮异位样改变，宫颈口见一黄豆大赘生物，红色质软，无接触性出血，子宫增大如孕 11 周，表面不平，质硬，活动，无压痛，双附件未触及异常。既往体健，否认手术、外伤史。实验室检查：白细胞计数 $6.5\times10^9/L$，血红蛋白 58g/L，血小板计数 $200\times10^9/L$。

95. 患者首先考虑的临床诊断是
A. 子宫肌瘤
B. 宫颈息肉
C. 子宫肉瘤
D. 子宫内膜癌
E. 子宫颈癌
F. 异常子宫出血
G. 重度贫血
H. 葡萄胎
I. 绒毛膜癌

96. 该患者临床诊断主要考虑与以下哪些疾病进行鉴别
A. 妊娠子宫
B. 卵巢肿瘤
C. 子宫肉瘤
D. 卵巢子宫内膜异位囊肿
E. 盆腔炎性包块
F. 子宫内膜癌
G. 子宫颈癌
H. 子宫腺肌病

97. 入院后应为患者初步行以下哪些检查
A. 血型
B. 心电图检查
C. 尿常规
D. 鳞状细胞癌抗原（SCCA）检查
E. 性激素六项检测
F. 子宫附件彩超
G. 薄层细胞学检查（TCT）
H. 正电子发射计算机断层显像（PET－CT）
I. 凝血功能

98. B 超示：子宫大小 125mm×97mm×84mm，子宫肌壁多发类圆形低回声区，包膜完整，边界清晰，周边可见环形血流信号，子宫内膜厚 7mm，附件区未见明显异常回声。TCT 结果提示低级别鳞状上皮内病变（LSIL）。若该患者无生育要求，进一步的最佳处理措施是
A. 阴道镜检查
B. 宫颈锥切术
C. 子宫肌瘤剔除术
D. 次全子宫切除术
E. 全子宫切除术
F. 宫腔镜子宫内膜切除术
G. 输注浓缩红细胞纠正贫血

99. 手术治疗的并发症包括以下哪些
A. 术中出血
B. 感染
C. 输尿管损伤
D. 膀胱损伤

E. 肠道损伤
F. 肠梗阻
G. 术后下肢静脉血栓形成

100. 除手术切除子宫之外，子宫肌瘤还有哪些治疗方案
A. 观察随访
B. 口服避孕药
C. 左炔诺孕酮宫内节育器
D. 促性腺激素释放激素类似物(GnRH-α)
E. 米非司酮
F. 子宫动脉栓塞术
G. 射频消融治疗
H. 高能聚焦超声热疗

全真模拟试卷（二）

一、单选题：每道试题由1个题干和5个备选答案组成，题干在前，选项在后。选项A、B、C、D、E中只有1个为正确答案，其余均为干扰选项。

1. 以下哪个选项最不符合全科医疗的特点
   A. 重视家庭动力学、人际关系学、咨询和心理治疗等专业技能
   B. 强调以人为中心、家庭为单位、社区为范围的医疗服务
   C. 关注疾病治疗而忽略患者的整体健康和生活方式
   D. 提供连续性、综合性、协调性、个体化和人性化的医疗专业服务
   E. 是社区卫生服务中的主要医疗服务形式

2. 以下哪些人群属于全科医疗的服务对象
   A. 仅限于患者
   B. 健康人和不良生活方式的人群
   C. 仅限于社区居民
   D. 仅限于基层卫生保健机构的服务对象
   E. 仅限于家庭成员

3. 健康教育的目标人群是
   A. 疾病易感人群
   B. 青少年
   C. 慢性病患者
   D. 医务人员
   E. 全人群

4. 青春期妇女保健中，以下哪项不是重要的保健措施
   A. 乳房保健
   B. 营养指导
   C. 心理卫生指导
   D. 接种疫苗预防疾病
   E. 性教育

5. 肺心病引起右心房肥大的心电图表现为
   A. P波低平
   B. P波增宽
   C. P波出现切迹
   D. P波尖锐高耸
   E. P波呈双峰状

6. 治疗钩端螺旋体病应首选
   A. 青霉素G
   B. 红霉素
   C. 四环素
   D. 氯霉素
   E. 链霉素

7. 关于痰液标本采集，以下叙述正确的是
   A. 做细胞学检查，以上午9～10时留痰最好
   B. 做细胞学检查，以清晨第一口痰最好
   C. 观察痰液分层情况，可用少量甲醛防腐
   D. 如不能及时送检，冷藏情况下可放置3天
   E. 观察痰液分层情况，可用少量甲苯防腐

8. 要了解肾结核患者分侧肾功能、病变程度与范围，首选的检查方法是
   A. CT平扫
   B. 静脉尿路造影
   C. MRI水成像
   D. 逆行肾盂造影
   E. B超

9. 不符合室性期前收缩的心电图表现是
   A. 代偿间歇完全
   B. QRS 波群宽大畸形
   C. 提前出现的 QRS 波，T 波方向与主波方向相反
   D. 联律间期恒定
   E. P 波与提前出现的 QRS 波有相关性

10. 症状为咳黏稠暗红色血痰的疾病是
   A. 心包炎　B. 心包积液
   C. 心绞痛　D. 心肌梗死
   E. 肺梗死

11. 血清总胆红素（Tbil）的正常参考值为
   A. 0.7～1.7μmol/L
   B. 1.5～15.1μmol/L
   C. 3.4～17.1μmol/L
   D. 17～34.2μmol/L
   E. 34～170μmol/L

12. 反映前 2～3 个月平均血糖水平的指标是
   A. 尿白蛋白排泄率
   B. 尿蛋白定性
   C. 糖化血红蛋白
   D. 糖化血清蛋白
   E. 空腹和餐后 2 小时 C 肽值测定

13. 双人进行儿童和婴儿心肺复苏时，可以使用的胸部按压与通气比率为
   A. 3：2　B. 5：2
   C. 10：2　D. 15：2
   E. 30：2

14. 左心衰最早出现的症状是
   A. 疲乏无力
   B. 劳力性呼吸困难
   C. 夜间阵发性呼吸困难
   D. 夜间卧床时咳嗽
   E. 失眠，尿少，头晕

15. 引起慢性肺源性心脏病的最常见病因是
   A. 支气管哮喘
   B. 支气管扩张
   C. 慢性支气管炎并发阻塞性肺气肿
   D. 肺结核
   E. 慢性弥漫性肺间质纤维化

16. 喹诺酮类药物不宜用于
   A. 老年人
   B. 婴幼儿
   C. 溃疡病患者
   D. 妇女
   E. 肝病患者

17. 急性呼吸窘迫综合征最重要的临床特征是
   A. 烦躁、焦虑表现
   B. 双肺渗出性病变
   C. 呼吸困难与体位无关
   D. 呼吸频率显著增加
   E. 顽固性低氧血症

18. 关于慢性粒细胞白血病，不正确的是
   A. 造血干细胞恶性克隆性疾病
   B. 自然病程仅数月
   C. 分为慢性期、加速期和急变期
   D. 最显著的体征是脾大
   E. 血常规白细胞持续增高

19. 消化性溃疡致瘢痕性幽门梗阻最典型的临床表现是
   A. 呕吐　B. 腹胀
   C. 消瘦　D. 贫血
   E. 脱水

20. 新生儿，女，4 天，洗澡时发现其两乳腺均有蚕豆大小肿块，轻轻挤压有白色液体流出。以下措施正确的是
   A. 手术切除
   B. 用手挤出液体
   C. 无需处理

D. 应用抗生素

E. 加压包扎

21. 患者，男，71 岁，腹泻 3 天，神志不清 1 天，伴尿量增多。体温 37.5℃，血压 90/60mmHg，皮肤黏膜干燥。尿糖（＋＋＋＋），尿酮体（±）。最可能的诊断为

A. 脑血管意外

B. 中毒性痢疾

C. 感染中毒性脑病

D. 糖尿病酮症酸中毒

E. 高渗性非酮症糖尿病昏迷

22. 患者，男，60 岁。因昏迷 3 小时入院。查体发现该患者口腔有腥臭味，轻度黄疸。实验室检查：尿蛋白（－），尿糖（－），白蛋白/球蛋白 3∶4。首先考虑

A. 肺性脑病

B. 肝性脑病

C. 糖尿病酮症酸中毒

D. 尿毒症

E. 药物中毒

23. 患者，男性，26 岁。反复上腹痛、反酸 5 年，进食后加重，空腹减轻。可能的诊断是

A. 胃溃疡

B. 十二指肠球部溃疡

C. 十二指肠球后溃疡

D. 十二指肠炎

E. 胃黏膜脱垂

24. 患者，女性，33 岁。左下腹痛 2 个月。黏液脓血便，3 次/天。结肠镜示：直肠、乙状结肠可见糜烂及浅溃疡，大范围充血、水肿。最可能的诊断是

A. 结肠癌　　B. 慢性肠炎

C. 溃疡性结肠炎　　D. 克罗恩病

E. 肠结核

25. 患者，男，71 岁。出现吞咽困难半个月。查体：无明显阳性体征。上消化道钡餐造影示：食管中段黏膜紊乱，管壁僵硬，管腔狭窄。最可能的初步诊断是

A. 食管炎

B. 食管憩室

C. 贲门失弛缓症

D. 食管癌

E. 食管平滑肌瘤

二、多选题：每道试题由 1 个题干和 5 个备选答案组成，题干在前，选项在后。选项 A、B、C、D、E 中至少有 2 个正确答案。

26. 结核性胸膜炎患者，除抗结核治疗外，减轻胸膜肥厚最重要的措施是

A. 反复胸腔穿刺抽液

B. 胸腔内注入抗结核药物

C. 胸腔内注射糜蛋白酶

D. 口服糖皮质激素

E. 胸腔内注射尿激酶

27. 可出现门静脉高压性腹水的疾病包括

A. 结核性腹膜炎

B. 急性胰腺炎

C. 缩窄性心包炎

D. 肝硬化

E. 门静脉血栓形成

28. 肥厚型心肌病的超声改变可包括

A. 非对称性局限性心室肥厚

B. 病变处心肌回声增强

C. 可出现左心室流出道梗阻

D. 全心腔明显扩大

E. 心内膜增厚，回声增强

29. 消化性溃疡的特殊类型包括

A. 老年人溃疡

B. 幽门管溃疡

C. 十二指肠球后溃疡

D. 胃十二指肠复合溃疡
E. 难治性溃疡

30. 关于肺结核的叙述，正确的是
A. 肺结核是由结核分枝杆菌引起的急性或慢性肺部感染性疾病
B. 肺结核是我国《传染病防治法》规定的乙类传染病
C. 肺结核基本病变的 CT 表现包括渗出、干酪样病变、空洞、纤维化及钙化等
D. 门诊发现肺结核患者，通过传染病疫情网络直报系统进行网络报告的时限为 24 小时
E. 咳嗽、咳痰≥2 周，咯血或血痰为肺结核的常见可疑症状

31. 三级预防的主要目的是
A. 防止疾病恶化
B. 早期发现、早期诊断、早期治疗
C. 消除健康危险因素
D. 促进健康、预防疾病
E. 预防并发症和病残

32. 以下哪些措施属于社区卫生服务中的第一级预防
A. 健康教育
B. 预防接种和计划免疫
C. 创造良好的劳动条件和生活环境
D. 妇女保健
E. 适量的体育锻炼

33. 临床预防服务的内容包括哪些
A. 健康咨询 B. 诊断治疗
C. 免疫接种 D. 化学预防
E. 健康筛检

34. 以下哪些因素与家庭健康密切相关
A. 高盐饮食和好吃肥肉
B. 家庭暴力和照顾不善
C. 经济状况
D. 婚姻状况
E. 社会地位

35. 以下哪些是常见的家庭访视类型
A. 评估性家访 B. 连续性家访
C. 急诊性家访 D. 随机性随访
E. 预防性家访

36. 社区卫生诊断中，下列哪些诊断属于行为与环境诊断
A. 社会人口学诊断
B. 流行病学诊断
C. 行为诊断
D. 环境诊断
E. 教育与组织诊断

37. 以下哪些不是居民健康档案的内容
A. 病情流程表
B. 家庭评估资料
C. 免疫接种记录
D. 社区卫生服务资源
E. 以预防为导向的记录

38. 以下哪些内容属于社区健康档案的内容
A. 社区行政区域
B. 主要疾病的治疗方法
C. 医生的电话号码
D. 孕产妇死亡率
E. 社区的交通状况

39. 全科医生进行质量管理评价时，应涵盖哪些方面
A. 诊断质量的评价
B. 用药质量的评价
C. 综合治疗效果评价
D. 预防保健效果的评价
E. 疾病病因学分析和基础研究

40. 全科医疗在卫生保健系统中有哪些作用
A. 预防 B. 治疗

C. 康复　　D. 保健
E. 急救

41. 初级卫生保健的含义包括哪些
A. 为全体居民提供最基本的卫生保健服务
B. 只能由政府部门负责，社会各界人士无法参与
C. 是卫生系统的核心部分
D. 是社会经济发展的重要组成部分
E. 对个人、家庭及社区都很难接受

42. 初级卫生保健的原则包括哪些
A. 合理布局　　B. 社区参与
C. 治疗为主　　D. 适宜技术
E. 单一利用

43. 慢性阻塞性肺疾病发生呼吸衰竭的主要机制是
A. 弥散功能障碍
B. 通气/血流比例失调
C. 动 - 静脉分流增加
D. 肺泡通气不足
E. 肺泡萎陷

44. 以下体征可见于慢性阻塞性肺气肿的是
A. 桶状胸，肋间隙增宽，呼吸运动减弱
B. 触诊语颤减弱或消失
C. 叩诊呈过清音，心浊音界缩小，肺下界下移
D. 肺泡呼吸音减弱，呼气相延长
E. 触觉语颤增强

45. 肺癌因支气管阻塞引起的 X 线征象有
A. 段或叶的局限性肺气肿
B. 阻塞性肺炎
C. 段或叶肺不张
D. 弥漫性阻塞性肺气肿
E. 肺纹理呈残根样改变

46. 心律失常的治疗组合中，以下选项不正确的有
A. 三度房室传导阻滞伴短阵室性心动过速：同步直流电复律
B. 伴有严重血流动力学障碍的室速：心内膜心室起搏
C. 频发多源室性早搏成对出现或 R - on - T：利多卡因静脉注射
D. 窦性心动过缓伴室性早搏：阿托品
E. 阵发性室上性心动过速伴心力衰竭：维拉帕米静脉注射

47. 扩张型心肌病与缺血性心肌病临床表现的相同点为
A. 有心绞痛病史
B. 心脏扩大
C. 心律失常
D. 心功能不全
E. 有心肌梗死病史

48. 溃疡性结肠炎并发中毒性巨结肠的诱因为
A. 低血钾
B. 低血钠
C. 感染
D. 乙状结肠镜检查
E. 钡剂灌肠检查

三、共用题干单选题：以叙述一个以单一患者或家庭为中心的临床情景，提出 2 ~ 6 个相互独立的问题，问题可随病情的发展逐步增加部分新信息，每个问题只有 1 个正确答案，以考查临床综合能力。答题过程是不可逆的，即进入下一问后不能再返回修改所有前面的答案。

（49 ~ 51 题共用题干）

患者，女，25 岁。实验室检查：Hb 80g/L，RBC 2.6×10^{12}/L，WBC 8.5×10^{9}/L，PLT 150 $\times10^{9}$/L，网织红细胞

0.13，Coombs 试验（+）。

49. 该患者的贫血属于
   A. 慢性病贫血
   B. 再生障碍性贫血
   C. Evans 综合征
   D. 地中海贫血
   E. 自身免疫性溶血性贫血

50. 能够提示骨髓代偿性增生的是
   A. 尿胆红素减少
   B. 粒细胞增多
   C. 出现破碎红细胞
   D. 出现晚幼红细胞
   E. 血清胆红素减少

51. 温抗体型自身免疫性溶血性贫血，可出现
   A. 靶型红细胞
   B. 棘型红细胞
   C. 球形红细胞
   D. 椭圆形红细胞
   E. 镰刀型红细胞

（52~54 题共用题干）

患者，男性，52 岁。1 年前因心绞痛行冠状动脉造影及支架置入术，此后胸痛未再发作。20 多天前快速行走时突然发作胸痛，1 周来饭后和大便后也发作，日常活动轻度受限，血压 90/60mmHg。

52. 该患者心绞痛的类型是
   A. 初发劳力性心绞痛
   B. 梗死后心绞痛
   C. 变异型心绞痛
   D. 卧位型心绞痛
   E. 稳定劳力性心绞痛

53. 该患者心绞痛的分级属于
   A. Ⅰ级　　B. Ⅱ级
   C. Ⅲ级　　D. Ⅳ级
   E. Ⅴ级

54. 关于患者用药，不合适的是
   A. 阿司匹林 100mg，1 次/天
   B. 硝酸异山梨酯 20mg，3 次/天
   C. 氯吡格雷 75mg，1 次/天
   D. 低分子肝素
   E. 硝苯地平控释片 30mg，1 次/天

（55~57 题共用题干）

患者，女，25 岁，反复出现四肢紫癜 3 年，感冒时尤甚。WBC 5.0×10^9/L，PLT 30×10^9/L，Hb 100g/L，脾无肿大，PAIgG 升高。

55. 最可能的诊断是
   A. 过敏性紫癜
   B. 原发免疫性血小板减少症
   C. 单纯性紫癜
   D. 血友病
   E. 慢性弥散性血管内凝血

56. 首选的治疗是
   A. 输新鲜血
   B. 糖皮质激素
   C. 血浆置换
   D. 酚磺乙胺
   E. 大剂量免疫球蛋白

57. 如上述治疗无效可合用
   A. 环磷酰胺　　B. 维生素 C
   C. 6－氨基己酸　　D. 云南白药
   E. 肝素

（58~60 题共用题干）

患者，女，24 岁。口服吲哚美辛数片后自觉胃部疼痛，6 小时前排黑色成形便约 100g。既往无胃病病史。BP 90/60mmHg，P 86 次/分，Hb 100g/L，大便潜血（+++）。

58. 最可能的诊断是
   A. 消化性溃疡
   B. 急性糜烂出血性胃炎
   C. 胃黏膜脱垂
   D. 食管－贲门黏膜撕裂综合征

E. 胆道出血

59. 应首选的检查是

A. X 线钡餐

B. 腹部 B 超

C. 选择性动脉造影

D. 放射性核素检查

E. 急诊内镜

60. 应首选的治疗措施是

A. 质子泵抑制剂

B. 氨甲苯酸

C. 6－氨基己酸

D. 紧急输血

E. 血管升压素

（61～63 题共用题干）

患者，女，20 岁。鼻塞、咽痛，出现上呼吸道感染，2 周后，出现发热伴双膝关节疼痛、肿胀，心悸、气短。

61. 对诊断该病的实验室检查，意义不大的是

A. 抗核抗体

B. 抗链球菌溶血素“O”

C. 膝关节 X 线片

D. 血 C－反应蛋白

E. 心电图

62. 最可能的诊断是

A. 原发性干燥综合征

B. 系统性红斑狼疮

C. 风湿性关节炎

D. 风湿热

E. 类风湿关节炎

63. 该病的致病菌是

A. 肺炎链球菌

B. A 组乙型溶血性链球菌

C. 大肠埃希菌

D. 金黄色葡萄球菌

E. 流感嗜血杆菌

（64～65 题共用题干）

患者，男，21 岁。因发热、腹痛、腹泻 2 天就诊。自测体温为 39℃。腹泻每天 10 余次，初为稀便，后为黏液脓血便，伴里急后重。发病前有受凉和进食不洁食物史。粪便常规检查：WBC 15～20 个/HP，RBC 5～10 个/HP，脓液（＋＋）。

64. 该患者最可能的诊断是

A. 肠炎　　B. 细菌性痢疾

C. 伤寒　　D. 食物中毒

E. 霍乱

65. 若要确诊需做的检查是

A. 血常规　　B. 尿常规

C. 血培养　　D. 大便培养

E. 尿培养

四、案例分析题：每道案例分析题至少 3～12 问。每问的备选答案至少 6 个，最多 12 个，正确答案及错误答案的个数不定。考生每选对一个正确答案给 1 个得分点，选错一个扣 1 个得分点，直至扣至本问得分为 0，即不含得负分。案例分析题的答题过程是不可逆的，即进入下一问后不能再返回修改所有前面的答案。

（66～69 题共用题干）

患者，男，45 岁，1 年前逐渐出现心前区疼痛、无力、气短症状，有时出现心前区疼痛并放射到左上肢和左后背。3 个月来有过两次晕厥。BP 130/70mmHg，P 90 次/分，双肺未闻及干湿啰音，HR 110 次/分，律不齐，强弱不一，胸骨左缘第 3、4 肋间闻及粗糙收缩期杂音。心电图示房颤，心肌劳损，V_4～V_5 Q 波深窄。二维超声心动图示室间隔厚度 25mm，左室后壁 13mm，左室流出道狭窄，二尖瓣前叶于收缩期前向运动。母及一兄确诊为肥厚型心肌病，均有晕厥发作史。无其他疾

病史。

66. 该患者最可能的诊断是
   A. 冠心病
   B. 主动脉狭窄
   C. 高血压心脏病
   D. 梗阻性肥厚型心肌病
   E. 先天性心血管疾病
   F. 二尖瓣狭窄

67. 梗阻性肥厚型心肌病是
   A. 以左心室或右心室肥厚为特征，常为心肌非对称性肥厚并累及室间隔，左心室充盈受阻，舒张期顺应性下降为基本病态的心肌病
   B. 单侧或双侧心室充盈受限和舒张期容量下降为特征的心肌病
   C. 一种右心室心肌被纤维脂肪组织进行性替代的心肌病
   D. 指伴有特异性心脏病或特异性系统性疾病的心肌病
   E. 冠状动脉粥样硬化性狭窄、闭塞、痉挛病变所引起的收缩或舒张功能受损，表现类似扩张型心肌病的心肌病
   F. 常染色体隐性遗传性疾病

68. 不是治疗梗阻性肥厚型心肌病的手段的是
   A. 生活指导：避免持重、屏气等
   B. 使用增强心肌收缩力的药物
   C. 维持正常窦性心律和防止心动过速，减轻左心室流出道狭窄，抗室性心律失常
   D. 弛缓肥厚心肌，尽可能逆转心肌肥厚，改善左室舒张功能，预防猝死，提高患者的长期生存率
   E. 目前主张使用β受体拮抗剂或非二氢吡啶类钙通道阻滞剂治疗
   F. 控制心肌收缩力

69. 梗阻性肥厚型心肌病的杂音特点是
   A. 含服硝酸甘油片或做 Valsalva 动作，使左心容量减少，或增加心肌收缩力，均可使杂音降低
   B. 含服硝酸甘油片或做 Valsalva 动作，使左心容量增加，或增加心肌收缩力，均可使杂音增强
   C. 使用β受体拮抗剂使心肌收缩力减少，可使杂音增强
   D. 取蹲位使左心容量增加，可使杂音增强
   E. 凡影响心肌收缩力、改变左室容量及射血速度均可使杂音强度发生变化：使用β受体拮抗剂、取蹲位、举腿等使心肌收缩力下降或左心容量增加均可使杂音降低；含服硝酸甘油片或做 Valsalva 动作，使左心容量减少，或增加心肌收缩力，均可使杂音增强
   F. 凡减弱心肌收缩力或增加心脏后负荷的措施如使用β受体拮抗剂、取蹲位，均可使杂音增强

（70～73 题共用题干）

患者，男性，72 岁，因反复咳嗽、咳痰 15 年，气促 3 年，加重 1 周入院。患者 15 年来，每年咳嗽、咳痰达 3 个月以上，于冬春季节转换时多发。嗜吸烟，每日 1 盒（40 余年）。查体：T 36.8℃，R 28 次/分，神清，气促，烦躁不安，唇甲发绀，球结膜充血、水肿。咽稍红，双侧扁桃体无肿大。劲静脉怒张，肝颈征阳性。气管居中，双肺叩诊过清音，双肺呼吸音粗，双肺可闻及散在干湿啰音。心界不大，心率 110 次/分。腹平软，肝脾肋下未及。双下肢轻度水肿。

70. 患者可能的诊断是
   A. 慢性支气管炎急性发作
   B. 肺结核

C. 支气管哮喘急性发作

D. 慢性阻塞性肺疾病

E. 呼吸衰竭

F. 肺源性心脏病

71. 患者胸片示：双肺纹理增粗紊乱，右下肺动脉干 16mm；肺功能检查示：FEV_1/FVC 为 55%，FEV_1 <30% 预计值；血气分析 PO_2 50mmHg，PCO_2 70mmHg。能够明确的诊断是

A. 慢性支气管炎急性发作

B. 肺结核

C. 支气管扩张症

D. 慢性阻塞性肺疾病

E. Ⅱ型呼吸衰竭

F. 肺源性心脏病

72. 患者行血常规示：白细胞 $15\times10^9/L$，中性粒细胞数 86%，淋巴细胞 14%。目前可给予的治疗是

A. 抗感染治疗

B. 支气管舒张剂

C. 控制性吸氧

D. 高浓度吸氧

E. 持续低流量吸氧

F. 糖皮质激素

73. 患者经治疗后好转出院，应给予患者的建议是

A. 戒烟

B. 康复运动

C. 长期家庭氧疗

D. 高浓度吸氧

E. 流感疫苗

F. 口服糖皮质激素

（74～76 题共用题干）

患者，男性，49 岁。因食欲缺乏、乏力 5 个月，右上腹隐痛 3 天入院。既往有饮酒史 20 年，每天 4 两白酒。查体：巩膜中度黄染，腹膨隆，腹水征（+），肝肋下 2cm 可及，双下肢轻度凹陷性水肿。

74. 入院后应优先采取的检查是

A. 肝功能检查　　B. 血常规

C. 胃镜　　D. 腹腔穿刺

E. 肝穿刺活检　　F. 腹部 B 超

G. AFP

75. 肝功能：丙氨酸氨基转移酶（ALT）216U/L，天门冬氨酸氨基转移酶（AST）128U/L，总胆红素（Tbil）52μmol/L，白蛋白（ALB）27g/L；血常规：白细胞 $3.0\times10^9/L$，血红蛋白 78g/L，血小板 $55\times10^9/L$。目前应主要考虑的疾病是

A. 乙肝肝硬化（失代偿期）

B. 酒精性肝硬化（失代偿期）

C. 自发性腹膜炎

D. 结核性腹膜炎

E. 败血症

F. 弥散性血管内凝血

76. 进一步结果回报：AFP 210μg/L。腹腔穿刺液为淡红色腹水，红细胞（++）。该患者可能合并的疾患是

A. 门静脉血栓形成

B. 肝肾综合征

C. 结核性腹膜炎

D. 自发性腹膜炎

E. 急性腹膜炎

F. 原发性肝癌

（77～79 题共用题干）

患者，女性，48 岁。突发上腹痛 14 小时，频繁呕吐胃内容物，疼痛阵发性加剧，向右肩放射。2 小时后发热伴腹胀，无寒战、腹泻。既往有上腹饱胀病史 5 年，按“胃痛”治疗后，偶有好转。查体：T 38.5℃，P 101 次/分，BP 95/40mmHg，R 23 次/分。心肺无异常，腹胀明显，腹部尚软，上腹压痛，肝脾未触及，腹部无移

动性浊音。

77. 急诊应做的重点检查是
    A. 血电解质检查
    B. 血常规
    C. 血、尿淀粉酶
    D. 腹部B超
    E. X线胃肠钡餐检查
    F. 胸腹联合透视
    G. CT检查
    H. 心电图检查

78. 检查提示：WBC $18 \times 10^9/L$，N 0.9，尿胆原（±），尿胆红素（±），血淀粉酶500U/L，尿淀粉酶1600U/L，心电图示ST－T轻度降低。该患者主要诊断是
    A. 急性心肌梗死
    B. 急性胃肠炎
    C. 食管裂孔疝
    D. 急性胰腺炎
    E. 急性肠梗阻
    F. 消化性溃疡并急性穿孔
    G. 胆石症
    H. 急性胆囊炎
    I. 急性病毒性肝炎
    J. 缺血性结肠炎

79. 应采取的主要措施是
    A. 吗啡肌内注射
    B. 输血
    C. 葡萄糖盐水静滴
    D. 毛花苷丙静注
    E. 升压药静滴
    F. 禁食
    G. 胃肠减压
    H. 应用抗生素

（80～82题共用题干）

患儿男，8岁。因发热，头痛，皮疹3天入院。查体：急性病容，皮疹出现于躯干、头面部、四肢近端。可见红斑疹、丘疹、疱疹、脓疱疹等不同形态的皮疹，个别皮疹已结痂。血常规：WBC $4.2 \times 10^9/L$。患儿同学中有类似症状的患者。

80. 该患儿最可能患的疾病是
    A. 水痘
    B. 带状疱疹
    C. 麻疹
    D. 丘疹样荨麻疹
    E. 风疹
    F. 手足口病

81. 为确诊，可行的检查有
    A. 用补体结合试验或ELISA法检测血清中NP的IgM抗体
    B. 检测血清中的RV IgM抗体
    C. 血清病毒分离
    D. 新鲜水疱底部刮取物用瑞氏染色找到多核巨细胞和核内包涵体
    E. 疱疹液病毒分离
    F. 咽拭子或脓液培养分离出A组溶血性链球菌

82. 关于疾病的防治措施，正确的是
    A. 无需隔离
    B. 首选青霉素治疗
    C. 立即给予血清免疫球蛋白
    D. 选用阿昔洛韦或阿糖腺苷抗病毒治疗
    E. 给予炉甘石涂擦
    F. 隔离患儿至皮疹全部结痂为止

（83～86题共用题干）

患儿女，4岁。发热伴咳嗽3～4天，后出皮疹，住外院拟诊“药物疹”，口服阿司咪唑，回家后病情变化，咳嗽加剧，来院就诊。查体：体温39℃，气急，鼻翼扇动，唇周青紫，两睑结膜红，口腔黏膜粗糙，心率160次/分，心音低钝，两肺闻

及细湿啰音，腹软，肝肋下 3.5cm. 剑突下 4cm，头面部和躯干部可见红色斑丘疹。附近地区有类似出疹患儿。

83. 该患儿应考虑的诊断是
   A. 中毒型猩红热
   B. 麻疹并发肺炎、心力衰竭
   C. 风疹并发心肌炎
   D. 荨麻疹并发肺炎
   E. 传染性单核细胞增多症
   F. 药物疹

84. 进一步处理措施应为
   A. 居家观察
   B. 做血常规检查
   C. 立即行胸部摄片
   D. 做心电图检查
   E. 痰标本送细菌培养
   F. 立即住院进行抢救

85. 此时最佳的处理是
   A. 居家观察
   B. 气雾止咳化痰
   C. 氧气吸入
   D. 肌内注射退热剂
   E. 应用抗生素和洋地黄类强心药
   F. 口服中药治疗

86. 如该患儿出疹时高热，伴有抽搐，应怀疑此患儿并发脑炎的表现不包括
   A. 头痛、呕吐
   B. 嗜睡，意识朦胧或昏迷
   C. 瞳孔对光反应较迟钝
   D. 吸气性呼吸困难
   E. 四肢肌张力异常
   F. 抽搐后呼吸节律不规则

（87～89 题共用题干）

患者，男性，67 岁。高血压病史 15 年，2 型糖尿病病史 10 年，高脂血症病史 8 年。此次因间断胸痛 5 年，持续不缓解 1 小时就诊。伴喘憋、大汗。查体：血压 90/60mmHg，双肺呼吸音粗，双下肺可闻及细湿啰音。HR 90 次/分，律齐。腹软，双下肢无水肿。

87. 进一步首选的检查是
   A. 胸部 X 线检查
   B. 胸部 CT 平扫
   C. ECG
   D. 血管 CTA
   E. 胸部增强 MRI
   F. 立位腹部 X 线检查

88. 患者 ECG 检查示 V_1 ～ V_5 导联 ST 段抬高 0.1～0.3mV。考虑的疾病是
   A. 急性广泛前壁心肌梗死
   B. 主动脉夹层
   C. 肺栓塞
   D. 张力性气胸
   E. 胃溃疡
   F. 不稳定型心绞痛

89. 患者还应进行的检查有
   A. TNT 或 TNI 及心肌酶
   B. D－二聚体
   C. 血常规
   D. 肝肾功能
   E. BNP 或 NT－proBNP
   F. 凝血四项

90. 患者的治疗措施有
   A. 吸氧，监测
   B. 吗啡镇痛
   C. 阿司匹林或氯吡格雷等抗血小板药物
   D. 他汀类药物
   E. 急诊介入治疗
   F. 必要时主动脉内球囊反搏

（91～93 题共用题干）

患者，女，36 岁。乏力、面色苍白半个月。患者半个月来无原因进行性面色苍白、乏力，不能胜任工作，稍活动则心慌、

气短。自述尿色加深，化验有贫血（具体不详）。无发热、关节痛、脱发、光过敏等。既往体健。月经正常，家族中无类似患者。查体：T 36.5℃，P 96 次/分，R 16 次/分，BP 110/70mmHg。一般可，贫血貌，无皮疹和出血点，全身浅表淋巴结未触及，巩膜轻度黄染，舌乳头正常，甲状腺（-），心肺无异常，腹平软，肝未及，脾肋下 1cm，腹水征（-），双下肢不肿。血常规：血红蛋白 68g/L，红细胞平均体积 119fl，白细胞 6.4×10^9/L，中性粒细胞 72%，血小板 140×10^9/L，网织红细胞 0.18。血涂片：可见 2 个晚幼红细胞，可见嗜碱性点彩红细胞。尿常规：尿胆红素（-），尿胆原强阳性。大便常规（-），大便隐血（-）。肝肾功能：总胆红素 41μmol/L，直接胆红素 5μmol/L。

91. 患者最可能的贫血是
   A. 缺铁性贫血
   B. 巨幼细胞贫血
   C. 溶血性贫血
   D. 再生障碍性贫血
   E. 急性白血病
   F. 失血性贫血
   G. 单纯红细胞再生障碍性贫血

92. 进一步应选的检查有
   A. Coombs 试验
   B. 补体测定
   C. 抗核抗体检查
   D. 冷凝集素测定
   E. CD55、CD59 测定
   F. 血红蛋白电泳
   G. 巨细胞病毒 DNA

93. 患者 Coombs 试验（+），抗核抗体 1∶160。其他检查无阳性发现。进一步首选的治疗有
   A. 切脾　　B. 糖皮质激素
   C. 环磷酰胺　　D. 环孢素 A
   E. 输血　　F. 骨髓移植

（94～97 题共用题干）

患者，女性，35 岁。周身关节对称性肿痛 2 年，多关节畸形 1 年。双手掌指关节尺侧偏移，双肘屈曲畸形。

94. 为进一步明确诊断，应行的检查有
   A. 类风湿因子
   B. 抗 CCP 抗体
   C. 肝肾功能
   D. 双手 X 线检查
   E. 血细胞分析
   F. HLA-B27

95. 控制病情进展的最佳治疗方案是
   A. 非甾体抗炎药
   B. 环磷酰胺
   C. 糖皮质激素
   D. 硫唑嘌呤
   E. 生物制剂＋甲氨蝶呤
   F. 中药制剂

96. 患者在接受上述治疗后 3 个月，逐渐出现低热、乏力、气短、盗汗、体重减轻，咳嗽不明显，胸片示左侧胸腔中等量积液，肺纹理稍粗，血沉及 C-反应蛋白增高。胸腔积液最可能的原因是
   A. 肺炎
   B. 支气管扩张
   C. 结核性胸膜炎
   D. 类风湿关节炎的肺部表现
   E. 系统性红斑狼疮
   F. 干燥综合征的肺部表现

97. 对患者的处置是
   A. 加用糖皮质激素
   B. 继续原治疗方案
   C. 加用抗生素
   D. 异烟肼＋利福平＋乙胺丁醇

E. 加用抗真菌药

F. 停用生物制剂

（98～100 题共用题干）

患者，男性，36 岁。有支气管哮喘病史 5 年余，按时使用吸入药物治疗。1 天前因家中装修油漆家具，突然出现呼吸困难，渐出现端坐呼吸、烦躁不安、大汗淋漓，继续使用原药物无效，就诊于急诊，给予静脉推注氨茶碱无好转，收入病房。

98. 此时应给予该患者的处理是

A. 吸氧

B. 吸入短效 β_2 受体激动剂

C. 吸入抗胆碱能药物

D. 糖皮质激素

E. 吸入黏液溶解剂

F. 镇静剂

99. 经过上述处理，患者病情无改善，渐出现意识模糊。查血气分析示：PCO_2 55mmHg、PO_2 60mmHg。应考虑给予的处理是

A. 机械通气

B. 吸入长效 β_2 受体激动剂

C. 密切监护，转 ICU 病房

D. 注意补液及酸碱平衡

E. 使用抗生素

F. 继续氧疗

100. 3 天后患者停用机械通气，转入普通病房，5 天后患者出院。患者在以后的治疗中，应遵循的原则是

A. 尽量避免上呼吸道感染

B. 避免再次接触油漆

C. 哮喘控制至少 3 个月，方可逐步降级治疗

D. 学习评价和监测自己的哮喘严重度

E. 与医生建立伙伴关系

F. 长期氧疗

全真模拟试卷（三）

一、单选题：每道试题由1个题干和5个备选答案组成，题干在前，选项在后。选项A、B、C、D、E中只有1个为正确答案，其余均为干扰选项。

1. 以下哪个选项最能描述全科医疗的特点
   A. 仅利用医学专业知识为社区居民提供医疗服务
   B. 强调应用家庭动力学、人际关系学、咨询和心理治疗等专业技能
   C. 只是社区卫生服务中的一种医疗服务形式
   D. 不重视连续性、综合性、协调性、个体化和人性化的医疗服务
   E. 全科医疗以社区为单位

2. 关于健康教育与健康促进关系的表述，正确的是
   A. 健康教育和健康促进是相同的概念
   B. 健康促进比健康教育"高级"
   C. 健康教育比健康促进内涵更广泛
   D. 健康教育是健康促进的重要组成部分
   E. 健康教育着重于健康知识的传播，一般不重视人们行为的改变

3. 以下哪项是全科医疗的服务范围
   A. 仅限于重症患者的救治
   B. 基本医疗和基本公共卫生服务
   C. 只包括老年人的健康管理服务
   D. 仅限于2型糖尿病患者的健康管理服务
   E. 只包括急诊抢救服务

4. 新生儿易发生溢乳是由于
   A. 胃自主神经功能调节强
   B. 贲门括约肌紧张
   C. 胃成水平位
   D. 胃容量较小
   E. 幽门括约肌松弛

5. 关于妊娠期孕妇循环及血液系统的变化，错误的是
   A. 循环血容量至妊娠32~34周达高峰
   B. 血浆增加少于红细胞增加，血液浓缩
   C. 在妊娠32~34周、分娩期、产褥期最初3天内，易发生心力衰竭
   D. 妊娠期血液处于高凝状态
   E. 心排出量自妊娠10周开始增加，至妊娠32~34周达高峰

6. 关于正常产褥期临床表现的描述，正确的是
   A. 体温在产后24小时内一般升高超过38℃
   B. 产后宫缩痛多见于初产妇
   C. 产后1周以后出现褥汗
   D. 产后第1日子宫底略上升达脐水平
   E. 产后14日子宫底位于脐下2横指

7. 老年人运动要遵循的原则不包括
   A. 要选择适宜的运动项目如散步、慢跑等
   B. 要循序渐进，有目的、有计划、有步骤地进行
   C. 运动要持之以恒，要学会自我监控
   D. 不宜空腹运动
   E. 应每天进行剧烈运动

8. 社区合理用药标准中的"明确诊断，针对适应证选药，还应排除禁忌证"是指

A. 任何患者都可以随意购买和使用各种药物
B. 症状相似的不同疾病可以使用同样的药物治疗
C. 患者自己决定使用哪种药物更好
D. 药品选择应该基于医生明确的病情诊断和药物的禁忌证
E. 同种药物在不同患者中的剂量和疗程应该一致

9. 严重创伤时，血钾变化为
A. 无改变
B. 明显降低
C. 明显升高
D. 变化随血钠而定
E. 变化随尿量而定

10. 诊断室间隔缺损的首选方法是
A. X 线平片
B. 心血管造影
C. MRI
D. 超声心动图
E. CT

11. 心尖部收缩中晚期喀喇音提示
A. 室壁瘤形成
B. 二尖瓣脱垂
C. 二尖瓣狭窄
D. 主动脉瓣关闭不全
E. 室间隔穿孔

12. 上消化道大出血最常见的病因是
A. 门静脉高压症
B. 胆道出血
C. 胃癌
D. 胃淋巴瘤
E. 消化性溃疡

13. 可引起胆汁淤积性黄疸的疾病是
A. 中毒性肝炎
B. 酒精性肝病
C. 钩端螺旋体病
D. 毛细胆管型病毒性肝炎
E. 遗传性球形红细胞增多症

14. 病毒性心肌炎的确诊有赖于
A. 血肠道病毒核酸阳性
B. 血清柯萨奇 B 组病毒 IgG 1：640
C. 心肌组织内病毒的检出
D. 血 C－反应蛋白水平增高
E. 血清柯萨奇 B 组病毒 IgM 1：320 以上

15. 心室电除颤的正确方法是
A. 必须在心电监测下进行
B. 首先需静脉推注地西泮
C. 不能反复多次电除颤
D. 非同步电除颤
E. 电击能量一般 $<$200J

16. 以下选项中对诊断梗阻性肥厚型心肌病最有意义的是
A. 用力时心前区闷痛及晕厥史
B. 心电图出现深而宽的病理性 Q 波
C. 胸骨左缘第 3、4 肋间有响亮的收缩期杂音
D. 可闻及第三心音及第四心音
E. 超声心动图发现舒张期室间隔与左室后壁的厚度之比 $\geq$1.3，伴二尖瓣前叶收缩期向前运动

17. 急性呼吸窘迫综合征所致顽固性低氧血症的最主要机制是
A. 限制性通气功能障碍
B. 弥散功能障碍
C. 通气/血流比例失调
D. 分流率增加
E. 呼吸功增加

18. 以下选项属于溶血直接证据的是
A. 急剧发生的贫血
B. 网织红细胞明显增多
C. 外周血出现幼红细胞
D. 骨髓幼红细胞显著增生
E. 血清游离胆红素增多

19. 目前对急性胰腺炎早期诊断有重要意义的检验指标是
A. 血、尿淀粉酶
B. 血白细胞
C. 血清脂肪酶
D. 血糖
E. 血钙

20. 患者，男性，21 岁。约 2 周前曾咳嗽、流涕，近 3 天感心悸。查体：心界不大，$P_2 > A_2$，心率 96 次/分，可闻及频发期前收缩。心脏各瓣膜区未闻及杂音和附加音。心电图示室性期前收缩，血清肌钙蛋白升高。最可能的诊断是
A. 感染性心内膜炎
B. 扩张型心肌病
C. 急性心肌梗死
D. 急性心包炎
E. 病毒性心肌炎

21. 患者，男性，76 岁。进行性吞咽困难 3 个月余，目前能进半流食。胃镜检查：食管距门齿 20cm 处发现一长约 6cm 菜花样肿物，病理报告为鳞状细胞癌。其最佳治疗方法为
A. 食管癌根治术
B. 姑息食管癌切除术
C. 化疗
D. 胃造瘘术
E. 放疗

22. 患者，女性，29 岁。因“1 天前进食不洁食物后出现阵发性腹痛、恶心、呕吐、腹泻”就诊。查体：体温 38℃。该患者可诊断为
A. 急性菌痢　　B. 急性阑尾炎
C. 急性胰腺炎　　D. 急性胆囊炎
E. 早孕

23. 患者，女性，34 岁。右下腹痛、便秘 1 年。X 线钡剂灌肠检查发现回肠末端及升结肠起始部纵行溃疡及鹅卵石征，病变呈节段性，PPD 试验阴性。最可能的诊断是
A. 溃疡性结肠炎　　B. 阿米巴病
C. 肠结核　　D. 克罗恩病
E. 结肠癌

24. 患者，男性，43 岁。餐后突发右上腹阵发性绞痛伴恶心 2 天，尿色呈浓茶样。既往有类似发作。查体：急性病容，巩膜黄染，双肺呼吸音清，未闻及干湿性啰音，右上腹深压痛，无肌紧张。最可能的诊断是
A. 急性胰腺炎　　B. 急性胆囊炎
C. 胆道蛔虫症　　D. 胆总管结石
E. 胆总管囊肿

25. 患者，男性，34 岁。左下腹痛 2 个月。伴腹泻，大便为黄稀便，时有黏液血便，3 次/天。查体：T 36.5℃，P 80 次/分，R 18 次/分，BP 120/80mmHg。双肺呼吸音清，未闻及干湿性啰音，心律齐，腹软，左下腹轻压痛，无反跳痛。结肠镜检查：直肠、乙状结肠黏膜弥漫充血、水肿，粗颗粒样改变，多发糜烂及浅溃疡。最可能的诊断是
A. 结肠癌　　B. 克罗恩病
C. 慢性结肠炎　　D. 溃疡性结肠炎
E. 肠结核

二、多选题：每道试题由 1 个题干和 5 个备选答案组成，题干在前，选项在后。选项 A、B、C、D、E 中至少有 2 个正确答案。

26. 根据耳鸣患者伴有听力下降、头晕或眩晕的持续时间，初步判断正确的是
A. 每间隔数秒钟频发考虑前庭神经元炎
B. 20 秒至 4 分钟考虑耳石症
C. 5 ~ 20 分钟以内考虑血管原因

D. 20 分钟至 12 小时考虑梅尼埃病
E. 持续数天考虑前庭神经元炎

27. 扩张型心肌病的超声改变有
A. 全心扩大，以左心为主
B. 室壁运动弥漫性减弱
C. 室壁一般不厚
D. 大心腔、小瓣口
E. 左心室收缩功能减低

28. 溃疡性结肠炎根据病变范围可分为
A. 直肠炎
B. 左半结肠炎
C. 广泛结肠炎
D. 直肠乙状结肠炎
E. 倒灌性回肠炎

29. 关于细菌性痢疾发病机制的叙述，正确的是
A. 菌痢发病过程取决于细菌的数量
B. 菌痢发病过程取决于细菌的致病力
C. 菌痢发病过程取决于人体抵抗力
D. 致病菌进入肠道后大部分被胃酸杀死，少部分可逃避消化液的清除
E. 致病菌侵入结肠黏膜在固有层繁殖，产生毒素

30. 初级卫生保健的基本任务包括哪些
A. 健康促进
B. 预防保健
C. 不合理治疗
D. 社区康复
E. 早期诊断和治疗

31. 慢性肺心病患者的早期表现有
A. 剑突下心脏收缩期搏动
B. 三尖瓣区收缩期杂音
C. 肺动脉瓣区第二心音亢进
D. 肺气肿
E. 肺功能提示限制性通气功能障碍

32. 支气管扩张大咯血时，可选用的控制咯血的药物有
A. 垂体后叶素　　B. 卡巴克洛
C. 酚妥拉明　　D. 奥美拉唑
E. 生长抑素

33. 关于张力性气胸，以下叙述正确的是
A. 有皮下气肿
B. 常引起纵隔扑动
C. 最严重的气胸类型
D. 胸腔内压进行性增高
E. 急救须立即在锁骨中线第 2 肋间用粗针穿刺减压

34. 以下抗心律失常药物中，可引起 QT 间期延长的有
A. 奎尼丁　　B. 索他洛尔
C. 伊布利特　　D. 阿托品
E. 胺碘酮

35. 治疗肥厚型梗阻性心肌病的药物，不宜使用的是
A. β 受体拮抗剂　　B. 钙通道阻滞剂
C. 硝酸甘油　　D. 胺碘酮
E. 洋地黄类

36. 能够诱发骨质疏松症的药物有
A. 糖皮质激素　　B. 质子泵抑制剂
C. 过量甲状腺素　　D. 抗癫痫药
E. 降钙素

37. 关于高尿酸血症，说法正确的是
A. 两次餐后血尿酸水平 >480μmol/L
B. 日常饮食下，非同日两次空腹血尿酸水平 >420μmol/L
C. 如出现特征性关节炎表现、尿路结石或肾绞痛发作，伴有高尿酸血症应考虑痛风
D. 关节液穿刺或痛风石活检证实为尿酸盐结晶可做出诊断
E. 急性关节炎期诊断有困难者，秋水仙碱试验性治疗有诊断意义

38. 类风湿关节炎受累关节多见于
A. 指关节　　B. 腕关节
C. 膝关节　　D. 趾关节
E. 髋关节

39. 强直性脊柱炎活动期时实验室检查可见
A. 血沉增快
B. C－反应蛋白升高
C. 血小板升高
D. 中性粒细胞升高
E. 红细胞减少

40. 治疗系统性红斑狼疮常用的免疫抑制剂有
A. 环磷酰胺　　B. 吗替麦考酚酯
C. 环孢素　　D. 甲氨蝶呤
E. 塞来昔布

41. 目前用于治疗慢性丙型肝炎的抗病毒药物有
A. 干扰素　　B. 阿昔洛韦
C. 更昔洛韦　　D. 奥司他韦
E. 利巴韦林

42. 应行广泛切开引流的急性蜂窝织炎的适应证有
A. 经保守治疗不能控制急性蜂窝织炎的扩散
B. 口底及颌下的急性蜂窝织炎经积极抗炎治疗好转
C. 口底及颌下的急性蜂窝织炎有造成窒息可能
D. 急性蜂窝织炎有脓肿形成
E. 急性蜂窝织炎病变处检查发现捻发音者

43. 破伤风病情较轻时，患者可用于治疗的药物有
A. 地西泮　　B. 氯丙嗪
C. 水合氯醛　　D. 异丙嗪
E. 哌替啶

44. 关于破伤风患者的营养支持，叙述正确的有
A. 治疗其他并发症
B. 张口困难者可用肠内营养
C. 严重者可用全胃肠外营养
D. 纠正并维持水电解质平衡
E. 能经口进食者给予高热量、多蛋白、维生素含量高、易消化吸收的流质膳食

45. 丹毒与蜂窝织炎的共同临床表现有
A. 寒战、高热
B. 常有化脓
C. 面部蝴蝶状红斑
D. 局部红肿热痛
E. 与丝虫病有关

46. 甲状腺癌是一种较常见的甲状腺恶性肿瘤，与其发病原因有关的是
A. 放射性损伤
B. 摄碘过量或不足
C. 亚急性甲状腺炎
D. 慢性甲状腺炎癌变
E. 遗传因素

47. 以下甲状腺疾病中，不需治疗的有
A. 青春期甲状腺肿
B. 甲状腺功能亢进症
C. 妊娠期生理性甲状腺肿
D. 结节性甲状腺肿
E. 甲状腺腺瘤

48. 导致单纯性甲状腺肿的原因有
A. 碘过量　　B. 妊娠期
C. 绝经期　　D. 哺乳期
E. 硫脲类药物

三、共用题干单选题：以叙述一个以单一患者或家庭为中心的临床情景，提出2～6个相互独立的问题，问题可随病

情的发展逐步增加部分新信息，每个问题只有1个正确答案，以考查临床综合能力。答题过程是不可逆的，即进入下一问后不能再返回修改所有前面的答案。

（49～51题共用题干）

患者，男性，72岁。风湿性心脏病患者，病史15年，近5年出现慢性心力衰竭的症状。2周前症状加重，心脏超声示射血分数35%，在其治疗中使用ACEI类药物。

49. ACEI最常见的不良反应是
    A. 直立性低血压
    B. 血管性水肿
    C. 干咳
    D. 高血钾
    E. 晕厥

50. 如该患者不能耐受ACEI类药物治疗，可以选用
    A. ARB类药物
    B. β受体拮抗剂
    C. 强心苷类药物
    D. 米力农
    E. 钙通道阻滞剂

51. 关于ACEI类药物的用法，以下叙述正确的是
    A. 从小剂量开始，逐步加量，症状改善时维持剂量
    B. 先给予负荷量，再给予维持剂量
    C. 常与保钾利尿剂合用
    D. 最好在早晨，仰卧位开始治疗
    E. 从小剂量开始，逐步加量至目标剂量

（52～53题共用题干）

患者，男，56岁。既往体健，近6个月来有进行性厌食，消瘦乏力，伴上腹部不适，近2个月来上述症状逐日加重。检查：Hb 80g/L，尿常规正常，血清谷氨酸氨基转移酶30U/L，血清白蛋白30g/L，球蛋白20g/L，酚四溴酞磺酸钠潴留试验：45分钟<5%，大便隐血试验（+++）。

52. 最可能的诊断是
    A. 消化性溃疡
    B. 慢性胰腺炎
    C. 慢性迁延性肝炎
    D. 胃癌
    E. 门静脉性肝硬化

53. 确诊上述病例最可靠的方法是
    A. 腹部MRI
    B. B超
    C. 胃镜+活检
    D. X线钡餐
    E. 腹部CT扫描

（54～58题共用题干）

患者，女性，37岁。反复腹胀、腹泻、腹痛1年，加重2周来诊。近几年来经常有口腔溃疡，关节痛。查体：面部蝶形红斑，手指指端红色痛性结节，浅表淋巴结轻度增大，心肺无异常，腹部查体轻度压痛，无固定压痛点，无包块，双下肢无水肿。

54. 为进一步明确诊断，不应进行的检查是
    A. 抗核抗体
    B. 补体检测
    C. 免疫球蛋白检测
    D. 肠镜
    E. 手术探查

55. 实验室检查示：抗核抗体1∶1000阳性，抗dsDNA抗体阳性，补体降低，肠镜可见结肠黏膜充血、糜烂。该患者的胃肠道表现是
    A. 炎症性肠病
    B. 白塞病的胃肠道病变
    C. 系统性红斑狼疮的胃肠道病变
    D. 混合性结缔组织病的胃肠道病变
    E. 血管炎的胃肠道病变

56. 入院后患者又出现了左下肢肿胀，血管彩超提示：左下肢深静脉血栓形成。该患者可能出现的情况是
A. 低蛋白水肿
B. 继发抗磷脂综合征
C. 心功能不全
D. 血栓性静脉炎
E. 血管炎

57. 与该患者血栓形成相关的自身抗体是
A. 抗 Sm 抗体
B. 抗 SSA 抗体
C. 抗磷脂抗体
D. 抗 U1 - RNP 抗体
E. 抗 dsDNA 抗体

58. 该患者应首先进行的药物治疗是
A. 免疫抑制剂
B. 生物制剂
C. 糖皮质激素 + 抗凝治疗
D. 非甾体抗炎药
E. 丙种球蛋白

(59 ~ 60 题共用题干)

患者，女性，41 岁。尿频、尿急、尿痛伴发热 3 天。查体：体温 39.6℃，右肾区叩击痛。尿常规：尿蛋白（+ +），白细胞满视野，红细胞 5 ~ 10 个/HP。

59. 患者最可能的诊断是
A. 右肾结石
B. 急性膀胱炎
C. 急性肾盂肾炎
D. 急性附件炎
E. 尿道综合征

60. 进一步最重要的检查是
A. 血常规
B. 肾脏超声检查
C. 肾功能检查
D. 尿培养
E. 血培养

(61 ~ 62 题共用题干)

患者，男性，28 岁。酗酒后突起上腹剧痛，伴恶心、呕吐、腹胀，并出现手足抽搐。查体：体温 39℃，BP 70/50mmHg，神志清楚；心率 126 次/分，律齐，无杂音；腹稍隆，全腹鼓音为主，肠鸣音减弱。

61. 该患者首要的治疗原则是
A. 镇痛解痉
B. 补充血容量
C. 抑制胰酶活性
D. 抗生素治疗
E. 抑制胰液分泌

62. 为进一步明确诊断，首选的检查是
A. 血清脂肪酶
B. 血清淀粉酶
C. 血清正铁血白蛋白
D. 血清 K^+、Na^+、Cl^-、Ca^{2+}
E. 肝功能全套及肾功能

(63 ~ 65 题共用题干)

患者，男性，61 岁。进行性上腹痛 6 个月，加重伴腰背痛，巩膜黄染 1 个月。查体：发育正常，营养不良，腹平坦，脐周明显压痛，无反跳痛，未扪及包块，肝脾未触及，腹水征阴性。

63. 首选的检查是
A. B 超　　B. CT
C. 超声内镜检查　　D. X 线钡餐检查
E. 以上都不是

64. 对诊断帮助不大的检查是
A. GA125　　B. 弹力蛋白酶
C. CA19 - 9　　D. CEA
E. 碱性磷酸酶

65. 最理想的治疗方法是
A. 支持治疗
B. 放射治疗
C. 化学药物治疗
D. 手术切除

E. 中医治疗

四、案例分析题：每道案例分析题至少3～12问。每问的备选答案至少6个，最多12个，正确答案及错误答案的个数不定。考生每选对一个正确答案给1个得分点，选错一个扣1个得分点，直至扣至本问得分为0，即不含得负分。案例分析题的答题过程是不可逆的，即进入下一问后不能再返回修改所有前面的答案。

（66～69题共用题干）

患者，女，67岁。淋雨后出现咳嗽、咳少量黄白色黏痰3天，伴发热，体温最高达40℃，伴畏寒、寒战。查体：T 39.5℃，R 32次/分，BP 80/40mmHg。神清，气促，面颊绯红，鼻翼扇动，口角可见单纯疱疹，唇甲发绀，巩膜黄染。咽稍红，双侧扁桃体无肿大。颈静脉无怒张，肝－颈静脉回流征阴性。气管居中，左肺叩诊轻浊音，左下肺呼吸音减低，双肺未闻及明显干湿啰音。心界不大，心率125次/分。腹稍膨隆，上腹部轻压痛，肝脾肋下未及。双下肢无水肿。

66. 患者急需做的检查是

A. 血常规　B. 胸部X线
C. 胸部CT　D. 血气分析
E. 胸部MRI　F. 支气管镜检查

67. 患者血常规：白细胞 $2.0\times10^9/L$，中性粒细胞90%，淋巴细胞10%；胸片示：左下肺感染；血气分析：PO_2 50mmHg，PCO_2 30mmHg。患者逐渐出现意识模糊。患者最可能的诊断是

A. 重症肺炎
B. 肺结核
C. 支气管扩张症
D. 社区获得性肺炎
E. Ⅰ型呼吸衰竭
F. Ⅱ型呼吸衰竭

68. 经治疗3天后，患者症状无改善，原因可能为

A. 药物未能覆盖致病菌
B. 细菌耐药
C. 特殊病原体感染
D. 其他系统非感染性疾病
E. 药物热
F. 患者可能合并免疫抑制性疾病

69. 根据患者目前情况，以下处理措施正确的是

A. 口服糖皮质激素
B. 给予胸部CT检查
C. 积极寻找病原体
D. 痰涂片检查
E. 给予痰培养检查
F. 调整抗菌药物

（70～72题共用题干）

患者，男，37岁。慢性腹泻2年，大便每日2～3次，有脓血。肠镜见直肠黏膜充血水肿，浅溃疡，黏膜活检可见隐窝脓肿。

70. 最可能的诊断是

A. 慢性细菌性痢疾
B. 溃疡性结肠炎
C. 克罗恩病
D. 结肠癌
E. 结肠息肉
F. 肠易激综合征

71. 该疾病的病变特点，不正确的是

A. 肛周病变少
B. 呈连续性
C. 不涉及全结肠
D. 多数在直肠、乙状结肠
E. 非节段性
F. 黏液脓血便

72. 最合适的初始治疗药物是
A. 地塞米松
B. 诺氟沙星
C. 青霉素
D. 硫唑嘌呤
E. 柳氮磺吡啶
F. 泼尼松

（73～77 题共用题干）

患儿女，13 个月（冬季出生）。因不思饮食、易惊和间断性短暂抽搐而求治。吃喝量少，生后用牛奶和米粉喂养，6 个月后以粥为主食。用过四盒维生素 AD 制剂，服过半年糖钙片（具体不详）。母孕期小腿偶有抽筋。查体：T 37℃，面色黄，站不很稳，方颅、枕区发稀，牙 3 枚，胸骨凹陷，肋串珠明显，心脏正常，腹胀，肝肋下一指，双腿呈“O”形，陶氏征可疑。

73. 以下血检结果，正确的是
A. 血清钙、磷均低
B. 血清碱性磷酸酶高
C. 血清 1，25－$(OH)_2D_3$低
D. 血清 25－（OH）D_3高
E. 血清 25－（OH）D_3低
F. 血清 1，25－$(OH)_2D_3$高

74. 以下尿检结果，正确的是
A. 钙排出量低
B. 磷排出量低
C. 新鲜尿液 pH＞7 则应考虑肾小管性酸中毒所致佝偻病
D. 尿常规提示肾病改变宜考虑肾性佝偻病
E. 钠排出量增加
F. 尿中碱性磷酸酶的排泄量减低

75. 需与下列疾病相鉴别的是
A. 肾性佝偻病
B. 肝脏疾病所致佝偻病
C. 抗维生素 D 佝偻病
D. 脑积水
E. 脑性瘫痪
F. 软骨发育不良

76. 此患儿应采取的治疗措施是
A. 以口服为主补充维生素 D
B. 钙与维生素 D 同时开始口服
C. 先注射维生素 D，再服钙剂
D. 患儿每天宜服维生素 D 2000～4000U
E. 患儿每天宜服钙 500～800mg
F. 坚持母乳；添加富含维生素 D 的食物

77. 正确的预防措施为
A. 孕母补钙，防治婴儿维生素 D 缺乏
B. 纯母乳喂养应在生后 1～2 周开始补充维生素 D
C. 混合喂养儿加用钙剂量应多于母乳喂养儿
D. 每日加元素钙 1g 以上
E. 尽早开始日光浴，每天 1～2 小时
F. 预防性肌内注射维生素 D

（78～80 题共用题干）

患儿女，3 岁。因发热 3 天，咳嗽 2 日伴腹痛而来诊。查体：T 40℃，神志清，扁桃体Ⅱ度肿大，颈软，颈部可及黄豆大小淋巴结 3～4 枚，活动，有压痛，心肺（－），腹稍胀，质软，腹部压痛，以脐周为主，无腹肌紧张和固定压痛点。血常规：血红蛋白 128g/L，白细胞 8.9×10^9/L，淋巴细胞 78%，中性粒细胞 22%。

78. 该患儿可能的诊断是
A. 急性阑尾炎
B. 肠套叠
C. 急性胰腺炎
D. 上呼吸道感染伴肠系膜淋巴结炎
E. 梅克尔憩室炎

F. 川崎病

79. 为明确诊断，需做的进一步处理措施是

A. 肛门指诊

B. 腹部 B 超

C. 腹腔穿刺

D. 查血、尿淀粉酶

E. 对症处理后临床密切观察

F. 淋巴结穿刺检查

80. 进一步治疗措施为

A. 只给退热药即可

B. 立即给予激素治疗

C. 给予静滴利巴韦林 + 对症处理

D. 静滴激素 + 利巴韦林

E. 口服雷尼替丁

F. 口服中药

（81 ~83 题共用题干）

患者，男性，56 岁。高血压病史 10 年，高脂血症病史 5 年，否认糖尿病病史。此次因间断胸痛 1 年就诊。胸痛多发生于活动时，位于胸骨后，休息 5 ~10 分钟后可缓解。查体：BP 155/90mmHg，双肺呼吸音清，未闻及干湿啰音。HR 75 次/分，律齐。腹软，双下肢无水肿。

81. 对患者病情最有帮助的检查是

A. 胸部 X 线检查

B. 胸部 CT 平扫

C. 心电图

D. CT 血管造影

E. 胸部增强 MRI

F. 立位腹部 X 线检查

G. 超声心动图

H. 运动负荷试验

82. 患者运动负荷试验阳性，考虑的疾病是

A. 急性广泛前壁心肌梗死

B. 主动脉夹层

C. 肺栓塞

D. 张力性气胸

E. 胃溃疡

F. 不稳定型心绞痛

G. 稳定型心绞痛

83. 患者的治疗措施有

A. 及时调整降压药物

B. 可予 β 受体拮抗剂

C. 阿司匹林、氯吡格雷等抗血小板药物

D. 他汀类药物

E. 择期行冠脉造影术

F. 应用低分子肝素

（84 ~87 题共用题干）

患者，男，62 岁。因反复喘憋 12 年，加重伴双下肢水肿 1 个月就诊。12 年前因喘憋就诊于当地医院，诊断为风湿性心脏病。1 个月来因感冒出现病情加重，夜间不能平卧，咳泡沫样白色痰。查体：BP 110/70mmHg，颈静脉怒张，双肺呼吸音粗，可闻及湿性啰音，心界向左下扩大，HR 72 次/分，心律不齐，胸骨右缘第 2 肋间可闻及 3/6 级收缩期喷射样杂音，粗糙，向颈部传导。舒张全期可闻及粗糙杂音。

84. 患者的初步诊断是

A. 风湿性心脏病

B. 主动脉瓣狭窄合并关闭不全

C. 慢性阻塞性肺疾病

D. 动脉导管未闭

E. 心房颤动

F. 心力衰竭

85. 可能需要鉴别的疾病有

A. 二尖瓣狭窄合并关闭不全

B. 肺动脉瓣狭窄

C. 房间隔缺损

D. 室间隔缺损

E. 左室流出道梗阻

F. 急性心肌梗死

86. 为明确诊断，必要的检查有

A. 肾功能　　B. 风湿三项

C. BNP　　D. 心脏彩超

E. 心导管检查　　F. 冠状动脉 CT

87. 患者诊断考虑风湿性心脏瓣膜病，主动脉瓣中度狭窄，心房颤动，心衰，合适的治疗方法有

A. 限制钠盐摄入

B. 保证血压的基础上小剂量利尿

C. 控制心室率

D. 人工瓣膜置换

E. 口服抗凝治疗

F. 激素治疗

(88 ~ 91 题共用题干)

患者，男，33 岁。5 年前无明显诱因开始反复出现腰背部疼痛，伴晨僵。活动后僵硬感减轻，自行口服布洛芬后可缓解，未予以重视。近期因腰背疼痛症状加重就诊。

88. 首先考虑的疾病为

A. 腰椎间盘突出

B. 强直性脊柱炎

C. 反应性关节炎

D. 类风湿关节炎

E. 痛风性关节炎

F. 髂骨致密性骨炎

89. 进一步应做的检查包括

A. HLA – B27 检测

B. 血、尿常规

C. C – 反应蛋白及红细胞沉降率

D. 双手 X 线检查

E. 腰椎及骶髂关节 X 线检查

F. 骨密度检测

90. 最有确诊意义的检查是

A. 抗核抗体谱

B. 血、尿常规

C. C – 反应蛋白

D. 红细胞沉降率

E. 骶髂关节 CT

F. 类风湿因子

91. 对于改善中轴关节症状有确切效果的药物是

A. 非甾体抗炎药　　B. 柳氮磺吡啶

C. 糖皮质激素　　D. 沙利度胺

E. 来氟米特　　F. 硫酸羟氯喹

(92 ~ 95 题共用题干)

患者，男性，51 岁。无吸烟史，既往体健，因发热、咳嗽、胸痛 7 天就诊，咳少量黄白色黏痰。查体：T 37.8℃，神志清，呼吸平顺，唇甲无发绀，气管居中，右中下肺叩诊呈浊音，右中下肺呼吸音明显减弱，右下肺可闻及少许细湿啰音。

92. 患者应首先完善的检查是

A. 血常规　　B. 尿常规

C. 血气分析　　D. 血培养

E. 痰培养　　F. 胸片

G. 胸部 CT

93. 患者行血常规示：白细胞 $21 \times 10^9/L$，中性粒细胞数 94%，淋巴细胞 6%；胸片示：右中下肺可见大片状高密度阴影，边缘尚清。目前可能的诊断为

A. 肺炎　　B. 肺结核

C. 肺癌　　D. 肺梗死

E. 脓胸　　F. 急性肺水肿

94. 患者经抗生素治疗后病情稳定、好转，发热、咳嗽、咳痰、胸痛症状消失，复查血常规未见异常，胸片示：右中下肺病灶大部分吸收。目前诊断为

A. 社区获得性肺炎

B. 医院获得性肺炎

C. 大叶性肺炎

D. 小叶性肺炎

E. 间质性肺炎

F. 细菌性肺炎

G. 病毒性肺炎

95. 为明确致病菌，进行痰细菌学检查。合格痰标本的要求是

A. 漱口后留痰

B. 唾液

C. 深部痰液

D. 2 小时内送检

E. 延迟送检标本应置于6℃保存

F. 保存标本应在48 小时内处理

（96～100 题共用题干）

患者，女性，54 岁，绝经 3 年，阴道少量出血 20 余天。查体：生命体征平稳，心肺听诊未及异常，腹部查体无包块，无压痛，移动性浊音（－）。妇科检查：外阴阴道未见异常，宫颈肥大，呈轻度宫颈柱状上皮异位改变，触血（＋），子宫体前位，萎缩，质中，活动好，双侧附件未及异常。

96. 该患者可能的诊断为

A. 子宫内膜癌

B. 无排卵性异常子宫出血

C. 宫颈癌

D. 萎缩性阴道炎

E. 急性宫颈炎

F. 卵巢癌

97. 该患者首先应做的检查有哪些

A. 宫颈细胞学检查

B. 分段诊刮

C. B 超

D. 阴道镜下宫颈活检

E. 宫腔镜检查

F. 腹腔镜检查

G. 高危型 HPV DNA 检测

98. 若患者宫颈细胞学结果示：非典型鳞状上皮细胞（ASC－US），高危型 HPV（＋），B 超检查示：子宫萎缩，子宫内膜厚 4mm，双侧附件区未见明显异常回声。恰当的处理是

A. 随访，3 个月后复查宫颈细胞学

B. 阴道镜＋宫颈活检

C. 宫颈管内膜刮取术

D. 宫颈锥切术

E. 全子宫切除术

F. 化疗

G. 放疗

99. 患者阴道镜宫颈活检病理提示：宫颈鳞状上皮高级别病变（HSIL）（CIN Ⅲ级累及腺体），最佳处理方案是

A. 全子宫切除术

B. 次全子宫切除术

C. 3 个月后复查

D. 根据宫颈锥切术后病理决定手术方式

E. 微波治疗

F. 随访观察

100. 病理提示：宫颈高分化鳞癌，间质浸润2mm，宽度为4mm，切缘阴性，进一步的处理哪些是正确的

A. 筋膜外全子宫切除术

B. 改良广泛性子宫切除术＋盆腔淋巴结清扫术

C. 改良广泛性子宫切除术＋前哨淋巴结活检术

D. 放疗

E. 术后 2 年内每 3～6 个月随访 1 次

F. 术后无需随访

全真模拟试卷（四）

一、单选题：每道试题由1个题干和5个备选答案组成，题干在前，选项在后。选项A、B、C、D、E中只有1个为正确答案，其余均为干扰选项。

1. 以下哪项不是全科医学的特点
   A. 是一门综合性的临床医学学科
   B. 服务领域主要定位于基层卫生保健领域
   C. 是一个纵向发展的医学专科
   D. 强调整体性的临床思维方法
   E. 高度重视服务艺术

2. 在居民小区建设健康步道，改善小区绿化环境，以鼓励他们参加体育锻炼，这种方法属于
   A. 健康促进　B. 卫生宣传
   C. 社区启蒙　D. 健康教育
   E. 临床预防服务

3. 全科医疗的健康管理包括哪个步骤
   A. 第一步：对健康风险评估
   B. 第二步：制订健康干预措施
   C. 第三步：进行基本医疗服务
   D. 第四步：收集生活方式信息
   E. 第五步：为孕产妇提供特殊服务

4. 人体内维生素D的主要来源是
   A. 肾脏合成　B. 肝脏合成
   C. 甲状腺分泌　D. 食物中获取
   E. 紫外线照射皮肤产生

5. 不是产后访视内容的是
   A. 测量小儿体重
   B. 对小儿进行智力测试
   C. 观察黄疸是否按时消退
   D. 指导洗澡
   E. 指导喂奶

6. 普查子宫颈癌最常用的方法是
   A. 详细询问病史
   B. 年度妇科检查
   C. 宫颈多点活检
   D. 查看宫颈外观
   E. 宫颈细胞学检查

7. 溶血性黄疸的特点是
   A. 血中结合胆红素含量增高
   B. 血中胆素原骤减
   C. 尿中胆红素增加
   D. 未结合胆红素浓度增高
   E. 粪便颜色变浅

8. 判断新生儿缺氧缺血性脑病严重程度的主要依据是
   A. 头颅超声
   B. 血清CPK－BB
   C. 脑电图
   D. 头颅CT
   E. 临床表现

9. 异常支气管呼吸音常见于
   A. 气胸　B. 胸膜肥厚
   C. 肺实变　D. 胸腔积液
   E. 气道阻塞

10. 关于便血的叙述，正确的是
   A. 粪便颜色为黄色可断定无便血
   B. 下消化道出血时，血便多为暗红色
   C. 上消化道出血时，血便均为柏油样便
   D. 服用铋剂、铁剂后，粪便潜血试验阳性，可断定有便血

E. 急性出血坏死性肠炎粪便呈果酱样脓血便

11. 室间隔缺损伴艾森曼格综合征的临床表现为

A. 全身性青紫　　B. 暂时性青紫

C. 持续性青紫　　D. 不出现青紫

E. 差异性青紫

12. 使用洋地黄后，心电图呈 ST－T 鱼钩样改变，表示

A. 洋地黄中毒　　B. 服用过洋地黄

C. 已达洋地黄化　　D. 已达停药指征

E. 血钾低于正常

13. 以下选项中属于右心衰竭和肝硬化主要鉴别点的是

A. 肝大

B. 水肿

C. 腹腔积液

D. 黄疸

E. 肝－颈静脉回流征阳性，颈静脉怒张

14. 肺部革兰阴性菌感染的共同点是

A. 并发胸腔积液

B. 很少发生肺脓肿

C. 肺实变组织坏死后易形成多发性脓肿

D. 呼吸道症状较轻

E. 呼吸道症状逐渐加重

15. 不符合急性单纯性阑尾炎表现的是

A. 有局部腹肌紧张

B. 右下腹局限性轻度反跳痛

C. 有低热表现

D. 白细胞计数轻度升高

E. 右下腹局限性压痛

16. 属于 DNA 病毒的肝炎病毒是

A. HBV　　B. HEV

C. HDV　　D. HCV

E. HAV

17. 目前临床上不用于治疗类风湿关节炎的生物制剂是

A. 抗 CD20 单抗

B. IL－1 拮抗剂

C. 托珠单抗

D. TNF－a 拮抗剂

E. 贝利尤单抗

18. 关于风湿热的关节症状表现，不正确的是

A. 呈游走性　　B. 多发性

C. 大关节为主　　D. 反复发作

E. 关节变形

19. 对确诊系统性红斑狼疮和判断其活动性参考价值最大的抗体是

A. 抗核抗体

B. 抗 dsDNA 抗体

C. 抗 Sm 抗体

D. 抗 Ro 抗体

E. 抗 RNP 抗体

20. 患者，女，40 岁，上呼吸道感染服用磺胺嘧啶时加服碳酸氢钠的目的是

A. 增强抗菌疗效

B. 加快药物吸收速度

C. 防止超敏反应

D. 防止药物排泄过快

E. 使尿偏碱性，增加药物溶解度

21. 患儿男，12 岁。阵发性剑突下钻顶样疼痛，辗转不安，缓解时无不适。查体：腹软，无压痛及反跳痛，Murphy 征（－），肝区叩击痛（－）。可能诊断为

A. 消化性溃疡穿孔

B. 急性肠梗阻

C. 急性胰腺炎

D. 胆道蛔虫症

E. 结核性腹膜炎

22. 患者，女，41 岁。因持续胸痛 1 天就诊。10 天前曾发热伴咳嗽。查体：BP 120/70mmHg，心界不大，HR 84 次/分，律齐，胸骨左缘第 3、4 肋间可闻及性质粗糙、高音调、与心搏一致的双期抓刮样杂音，与呼吸无关。最可能的诊断是

A. 限制型心肌病
B. 病毒性心肌炎
C. 急性心包炎
D. 肥厚型心肌病
E. 急性胸膜炎

23. 患者，女性，27 岁。发热，咳嗽 2 个月，胸部 X 线片示左上肺不规则斑片状阴影，予抗结核治疗 1 个月余。查体：T 36.5℃，巩膜稍黄染，双肺未闻及干湿啰音。WBC 4.3×10^9/L，N 0.55。肝功能检查：ALT、AST 正常。总胆红素 40.6μmol/L，直接胆红素 17.8μmol/L。该患者目前应首先停用的药物是

A. 利福平
B. 异烟肼
C. 吡嗪酰胺
D. 乙胺丁醇
E. 链霉素

24. 患者，女，21 岁，面色苍白，月经过多 2 个月。肝肋下及边，质软，脾肋下未及。Hb 60g/L，WBC 2.7×10^9/L，PLT 30×10^9/L。分别在髂前及髂后上棘进行骨髓穿刺，取材不满意，胸骨穿刺示增生活跃，粒细胞、红细胞二系成熟停滞于晚期，全片未见巨核细胞。最可能的诊断是

A. 原发免疫性血小板减少症
B. 缺铁性贫血
C. 急性白血病
D. 再生障碍性贫血
E. 骨髓纤维化

25. 患者，女性，21 岁。腹泻、呕吐伴轻度腹痛 1 天来诊。共腹泻 6 次，开始为黄稀便，继之水样便。呕吐 1 次，为胃内容物。无发热。粪便检查动力试验（+），碱性蛋白胨水培养有细菌生长。最可能的诊断为

A. 细菌性痢疾
B. 沙门菌食物中毒
C. 霍乱
D. 空肠弯曲菌肠炎
E. 变形杆菌肠炎

二、多选题：每道试题由 1 个题干和 5 个备选答案组成，题干在前，选项在后。选项 A、B、C、D、E 中至少有 2 个正确答案。

26. 关于类风湿关节炎，叙述不正确的是

A. 类风湿关节炎的基本病理改变是滑膜炎
B. 晨僵可出现在 95% 以上的患者
C. 血清类风湿因子阳性可出现在 98% 以上的患者
D. 最常见合并的肺部病变是肺间质病变
E. 类风湿结节是血管炎的一种表现

27. 缺氧的典型表现是

A. 呼吸困难
B. 发绀
C. 精神错乱
D. 嗜睡
E. 心率增快

28. 克罗恩病的病理表现有

A. 早期肠道黏膜呈鹅口疮样溃疡
B. 形成纵行溃疡和裂隙溃疡
C. 呈鹅卵石样外观
D. 病变范围多自肛门直肠开始
E. 病变逆行向近端发展，呈连续性、弥漫性分布

29. 关于霍乱，以下说法正确的是

A. 霍乱的病原体是 01 血清群或 0139

血清群霍乱弧菌

B. 霍乱的带菌者是指无霍乱临床表现，但粪便、呕吐物或肛拭子标本中分离到霍乱弧菌者

C. 我国大多数地区霍乱一般在 5 ~ 11 月发病，流行高峰多在 7 ~ 10 月

D. 霍乱的传播途径主要为粪 - 口途径及飞沫传播

E. 霍乱弧菌对加热、干燥、碱性环境及消毒剂均敏感

30. 肺动脉高压的辅助检查项目包括

A. 超声心动图

B. 胸部 X 线检查

C. CT 肺动脉造影（CTPA）检查

D. 肺通气/灌注扫描

E. 胸腔镜肺活检

31. 关于支气管哮喘发作时的检查，以下叙述不正确的是

A. X 线检查缓解期可无异常

B. 动脉血气分析中度哮喘时可出现呼吸性碱中毒

C. 哮喘发作时呼吸流量峰值上升

D. 肺功能异常改变为不可逆性

E. 病情越严重，哮鸣音反而减少

32. 病原体引起社区获得性肺炎的途径有

A. 空气吸入

B. 血行播散

C. 邻近感染部位蔓延

D. 上呼吸道定植菌的误吸

E. 人工气道

33. 关于呼吸衰竭的叙述，以下选项正确的是

A. 肺通气和（或）换气功能严重障碍

B. 低氧血症伴（或不伴）高碳酸血症

C. 有病理生理改变和相应临床表现

D. 明确诊断有赖于动脉血气分析

E. 呼吸频率减慢是临床上最早出现的症状

34. 关于心肺复苏过程中进行人工呼吸的注意事项，正确的是

A. 每次人工呼吸时间不应超过 1 秒

B. 每次人工呼吸潮气量足够，能够观察到胸廓起伏

C. 避免迅速而强力的人工呼吸

D. 如果已经有人工气道，并且有 2 人进行心肺复苏，则每分钟通气 8 ~ 10 次，呼吸与胸外按压需要同步

E. 如果已经有人工气道，并且有 2 人进行心肺复苏，在人工呼吸时应停止胸外按压以利通气

35. 关于根除 Hp 的治疗，正确的是

A. 根除 Hp 可选用三联疗法和四联疗法，其中必须含有铋剂

B. 雷尼替丁铋盐复方制剂（RBC）可代替 PPI 用于根除 Hp

C. 青年患者可安全使用 PPI + 阿莫西林 + 左氧氟沙星方案

D. 初治失败的患者宜行 Hp 药敏试验

E. 胶体次枸橼酸铋的常用剂量为 480mg/d

36. 克罗恩病结肠镜下所见

A. 火山口样改变

B. 鹅卵石样隆起

C. 裂隙状溃疡

D. 病变黏膜呈弥漫性浅表溃疡

E. 黏膜水肿、稍充血

37. 胃癌癌前病变及癌前状态包括

A. 残胃炎

B. 慢性萎缩性胃炎

C. 放射性胃炎

D. 慢性浅表性胃炎

E. 腺瘤性息肉

38. 临床肝移植常用的免疫抑制剂有

A. 皮质激素
B. 环磷酰胺
C. 环孢素
D. 抗淋巴细胞球蛋白
E. 他克莫司

39. 关于原发性肝细胞癌血行转移，说法正确的是
A. 最早是肝内转移
B. 肾上腺最多见
C. 肝外转移至肺最常见
D. 骨转移少见
E. 不会转移至脑

40. 尿路感染患者尿细菌培养可出现假阴性，这是由于
A. 7天内使用了有效的抗菌药物
B. 尿频、尿急使尿在膀胱停留时间过短
C. 留取中段尿时，消毒液混入标本内
D. 取尿标本后，常温2小时后才培养
E. 以上都不是

41. 急性肾小球肾炎患者尿检异常可以表现为
A. 管型尿　　B. 脓尿
C. 血尿　　D. 蛋白尿
E. 少尿

42. 可以导致肾小管间质性肾炎的疾病有
A. 原发性干燥综合征
B. 单克隆免疫球蛋白肾脏损害
C. 锂中毒
D. IgA肾病
E. 原发性膜性肾病

43. 小细胞低色素性贫血见于
A. 铁粒幼细胞贫血
B. 溶血性贫血
C. 缺铁性贫血
D. 珠蛋白生成障碍性贫血（地中海贫血）
E. 再生障碍性贫血

44. 红细胞生成减少所致的贫血是
A. 缺铁性贫血
B. 巨幼细胞贫血
C. 再生障碍性贫血
D. 原发免疫性血小板减少症
E. 血友病

45. 急性溶血性贫血的临床表现是
A. 寒战，高热　　B. 腰背酸痛
C. 血红蛋白尿　　D. 浓茶色尿
E. 脾大

46. 关于慢性髓系白血病（CML），说法正确的是
A. 慢性髓系白血病可找到Ph染色体和（或）*BCR－ABL*融合基因
B. 慢性髓系白血病病程发展缓慢
C. 脾肿大少见
D. 95%以上CML细胞中出现Ph染色体
E. 10%以上CML有*BCR－ABL*融合基因阳性而Ph染色体阴性

47. 糖尿病酮症酸中毒早期的临床表现有
A. “三多一少”症状加重
B. 疲乏、食欲减退、恶心呕吐，多尿、口干
C. 血压下降、心率加快，四肢厥冷
D. 头痛、嗜睡
E. 呼吸浅缓，呼气中有烂苹果味

48. 用^{131}I治疗甲状腺功能亢进症的适应证有
A. 哺乳、妊娠期妇女不愿意服药者
B. 甲状腺肿大Ⅱ度以上
C. 抗甲状腺药物过敏或无效或治疗后复发
D. 甲亢伴白细胞减少、血小板减少
E. 甲亢合并肝、肾损害

三、共用题干单选题：以叙述一个以单一患者或家庭为中心的临床情景，提出2~6个相互独立的问题，问题可随病情的发展逐步增加部分新信息，每个问题只有1个正确答案，以考查临床综合能力。答题过程是不可逆的，即进入下一问后不能再返回修改所有前面的答案。

（49~50题共用题干）

患者，女性，26岁。左下腹隐痛伴脓血便2年，加重3个月，抗感染治疗无效，大便培养阴性，钡剂灌肠检查示：慢性结肠炎。查体：腹平软，左下腹轻压痛，未扪及包块。

49. 最有助于诊断的检查是
A. 复查大便细菌培养
B. 血癌胚抗原测定
C. 结肠镜检查
D. 全程X线钡餐检查
E. 腹部B超检查

50. 最可能的诊断是
A. 克罗恩病
B. 溃疡性结肠炎
C. 慢性细菌性痢疾
D. 慢性阿米巴肠病
E. 结肠癌

（51~52题共用题干）

患者，男，73岁。诉反复冬季咳嗽、喘息20多年，症状加重6天，伴发热、咳黄脓痰、喘息。查体：两肺广泛干性啰音，肺底可闻及小水泡音。

51. 患者最可能的诊断是
A. 支气管哮喘合并感染
B. 支气管扩张合并感染
C. 阻塞性肺气肿合并感染
D. 慢性纤维空洞型肺结核
E. 慢性喘息型支气管炎急性发作

52. 全科医生对该患者的健康指导不包括
A. 宣传戒烟
B. 长期使用抗生素预防感染
C. 坚持进行呼吸肌锻炼
D. 避免经常性的病毒、细菌感染
E. 避免接触粉尘和污染的环境

（53~56题共用题干）

患者因溃疡性结肠炎入院后不久，腹痛加重，为缓解腹痛，值班医生使用盐酸山莨菪碱（654-2，10mg肌内注射）来对症处理。用药后患者腹痛缓解，腹泻次数减至6~10次/天，便血量没有减少。随后连续使用盐酸山莨菪碱，20~60mg/d。2天后，患者腹胀加重，诉心悸，查体：BP 90/60mmHg，体温39.1℃，呼吸28次/分，腹部明显膨隆，全腹压痛，反跳痛，肠鸣音消失。

53. 应立即进行的检查是
A. 血培养
B. 腹部平片
C. 胸片
D. 结肠镜
E. 心电图

54. 该患者最可能的诊断是
A. 感染中毒性休克
B. 急性机械性肠梗阻
C. 急性中毒，心肌损害
D. 中毒性巨结肠
E. 急性肺栓塞

55. 进一步最应警惕发生的并发症是
A. 急性心力衰竭
B. 急性肠穿孔
C. 急性呼吸功能衰竭
D. 急性肠梗阻
E. 急性消化道大出血

56. 应立即进行的处置是
A. 强心、利尿、扩血管
B. 使用高级抗生素控制感染

C. 上呼吸机
D. 使用肝素抗凝
E. 积极内科治疗 12～24 小时无效则应立即手术

（57～58 题共用题干）

患者，女性，35 岁。昨日晚餐后 2 小时出现腹部剧烈疼痛，呕吐大量胃内容物而住院。1 个月前做 B 超检查发现胆囊增大。查体：体温 38℃，P 90 次/分，BP 98/60mmHg，腹平软，剑突下有轻度压痛，Murphy 征阳性。血白细胞 10.0×10^9/L，中性粒细胞 0.85，血淀粉酶 1000U/L。

57. 该患者最可能的诊断是
A. 胆囊炎、胆石症
B. 胃溃疡合并幽门梗阻
C. 胃溃疡合并穿孔
D. 急性水肿型胰腺炎和胆囊炎
E. 急性肠梗阻

58. 以下治疗无益的是
A. 禁食
B. 胃肠减压
C. 给予抑制胰腺分泌及胰酶活性的药物
D. 补液及纠正水、电解质紊乱
E. 给予肾上腺皮质激素

（59～61 题共用题干）

患者，男，21 岁。接触油漆后发生喘息 1 天，伴轻咳，有少量白痰，有过敏性鼻炎病史 3 年。

59. 最可能出现的体征是
A. 两肺底小水泡音
B. 两肺广泛哮鸣音
C. 左肺散在水泡音
D. 双下肺叩诊浊音
E. 双肺呼吸音增强

60. 最可能的诊断是
A. 急性支气管炎　B. 急性肺水肿
C. 支气管哮喘　D. 肺栓塞
E. 细菌性肺炎

61. 治疗应首选
A. 静脉点滴抗生素
B. 口服抗生素
C. 吸入短效 β_2 受体激动剂
D. 抗凝治疗
E. 静脉注射毛花苷丙

（62～63 题共用题干）

患者，男性，53 岁。近 1 个月来出现进食哽噎感、胸骨后异物感，食管钡透见食管下段黏膜紊乱、断裂，管壁僵硬。

62. 最可能的诊断是
A. 肺癌　B. 食管癌
C. 冠心病　D. 气胸
E. 肺栓塞

63. 进一步的治疗措施是
A. 外科手术治疗
B. 冠状动脉介入治疗
C. 胸腔闭式引流术
D. 溶栓治疗
E. 姑息治疗

（64～65 题共用题干）

患者，女性，54 岁，月经不规则 6 个月，伴阴道干涩，入睡困难，夜间潮热和出汗，四肢酸痛。妇科检查：阴道皱襞减少，弹性下降，宫颈光滑，子宫正常大小，双侧附件正常。

64. 该患者考虑诊断为
A. 绝经综合征
B. 经前期综合征
C. 抑郁症
D. 甲状腺功能亢进症

E. 异常子宫出血

65. 该患者发生骨质疏松的主要原因是
A. 雄激素分泌增加
B. 雌激素分泌不足
C. 雌激素分泌增加
D. 孕激素分泌不足
E. 孕激素分泌增加

四、案例分析题：每道案例分析题至少3~12问。每问的备选答案至少6个，最多12个，正确答案及错误答案的个数不定。考生每选对一个正确答案给1个得分点，选错一个扣1个得分点，直至扣至本问得分为0，即不含得负分。案例分析题的答题过程是不可逆的，即进入下一问后不能再返回修改所有前面的答案。

（66~70题共用题干）

患者，男性，68岁。渐进性劳累后呼吸困难5年，加重伴双下肢水肿半个月入院。患者五年前开始出现胸闷、气短，尤以上楼和活动时为甚。常常夜间憋醒，不能平卧，咳少量白黏痰。无胸痛等不适。近半个月来出现颜面和双下肢水肿，尿少、腹胀。既往有高血压病史10年，血压在（170~200）/（100~120）mmHg，未进行治疗。无肝肾疾病史，无肺结核病史，无嗜酒，有吸烟史，无糖尿病病史。查体：T 36.7℃、R 20次/分、P 90次/分、BP 180/100mmHg。神清、检查合作，半坐卧位，嘴唇轻度发绀。巩膜无黄染，颈静脉怒张，气管居中，甲状腺不大。双肺叩诊清音，双肺未闻及干湿啰音。心界向两侧扩大，HR 101次/分，心律不齐，脉搏短绌。心前区可闻及3级收缩期杂音。腹软，肝于肋下3cm，轻触痛，肝－颈静脉回流征阳性，脾未扪及，移动性浊音（－），肠鸣音正常。双下肢明显凹陷性水肿。实验室检查：肝肾功能正常，血、尿常规正常。

66. 该患者的诊断应是
A. 高血压心脏病、心脏扩大、心功能不全、心功能Ⅳ级、心房颤动、高血压Ⅲ级 很高危
B. 冠心病心功能不全、高血压Ⅲ级 很高危
C. 扩张型心肌病、高血压Ⅲ级 很高危
D. 风湿性心脏病、二尖瓣关闭不全、高血压Ⅱ级 高危
E. 肺源性心脏病、心功能不全、心功能Ⅳ级、心律失常
F. 高血压Ⅲ级 很高危、风湿性心脏病、二尖瓣关闭不全

67. 关于该患者的治疗，以下不正确的是
A. 低盐饮食、维持水电解质平衡
B. 降低血压、维持血压正常水平，控制心律失常
C. 吸氧、利尿、扩血管、适当使用强心药物
D. 立即大剂量使用负性肌力药物
E. 抗凝治疗
F. 控制体重、限酒

68. 患者的预防措施和健康指导不包括
A. 控制发生心衰的危险因素
B. 合理选用降压药，稳定血压在正常范围
C. 调整生活方式，适当运动，戒烟
D. 长期治疗，规律服药，定期随访
E. 建议长期服用抗凝药
F. 逆转左心室肥大

69. 对轻、中、重度心力衰竭均有效，可作为治疗慢性心力衰竭第一线药物的血管扩张剂是
A. 硝普钠　　B. ACEI
C. 钙通道阻滞剂　　D. 硝酸甘油

E. 多巴胺　　F. 利尿剂

70. 老年高血压患者的目标血压是
A. 60 岁以上、70 岁以下老年患者，血压应降至 150/90mmHg 以下
B. 60 岁以上、80 岁以下老年患者，血压应降至 140/90mmHg 以下
C. 70 岁以上高龄老年患者，降压目标值 < 150/90mmHg
D. 75 岁以上高龄老年患者，降压目标值 < 150/90mmHg
E. 60 岁以上、80 岁以下老年患者，血压应降至 150/90mmHg 以下
F. 80 岁以上高龄老年患者，降压目标值 < 150/90mmHg
G. 60 岁以上患者，降压目标值 < 150/90mmHg

（71 ~ 78 题共用题干）

患者，男性，63 岁。因呕血、黑便 2 小时入院。既往有慢性乙型肝炎 10 余年。入院查体：丙氨酸氨基转移酶 124U/L，天门冬氨酸氨基转移酶 153U/L，总胆红素 91μmol/L，血清白蛋白 16g/L，凝血酶原时间 21 秒，CO_2 CP 15mmol/L，BUN 20.5mmol/L，Scr 256μmol/L，BP 75/45mmHg，P 130 次/分。

71. 以下叙述正确的是
A. 短时间内出血量大于 1000ml 可出现循环衰竭表现
B. 一次出血量小于 400ml 一般无全身症状
C. 每日出血量为 30ml 可出现黑便
D. 每日出血量为 50ml 可出现黑便
E. 每日出血量达到 5 ~ 10ml 大便潜血即阳性
F. 胃内贮积血量在 150 ~ 200ml 可引起呕血

72. 该患者诊断考虑的疾病是
A. 食管 - 胃底静脉曲张破裂出血
B. 十二指肠溃疡并发出血
C. 肝硬化失代偿期
D. 失血性休克
E. 肝肾综合征
F. 代谢性酸中毒

73. 此时患者最合适的处理措施为
A. 胃镜检查并用硬化剂闭塞出血静脉
B. 输血、输液抗休克治疗
C. 静脉推注 60ml 15% $NaHCO_3$
D. 血液透析治疗
E. 急诊行门 - 体分流术
F. 肝穿刺活检
G. 静脉点滴生长抑素

74. 经积极抗休克治疗后，患者血压维持至 120/70mmHg，入院后再次呕吐 200ml 鲜红色血，BP 100/60mmHg，HR 102 次/分。应优先进行的处理是
A. 三腔二囊管压迫止血
B. 胃镜检查并用硬化剂闭塞出血静脉
C. 急诊行门 - 体分流术
D. 经颈静脉肝内门腔静脉分流术（TIPS）
E. 选择性肠系膜动脉造影
F. 经内镜逆行胰胆管造影（ERCP）

75. 关于肝硬化食管静脉破裂出血内科治疗，不正确的是
A. 输血
B. 吗啡镇静
C. 垂体后叶素
D. 内镜下注射硬化剂
E. 给予普萘洛尔或硝酸甘油
F. 低蛋白质饮食

76. 判断上消化道出血已经停止的实验室指标是
A. 血红蛋白测定
B. 网织红细胞计数

C. 血沉
D. 尿素氮
E. 血细胞比容
F. 血压

77. 胃镜提示食管下段静脉曲张（重度）并出血，经内镜下注射硬化剂治疗后，患者消化道出血停止。入院后一周出现腹胀，B超提示腹水（中度），脾大。治疗应选择的措施是

A. 强心剂　B. 低盐饮食
C. 穿刺放腹水　D. 输白蛋白
E. 保肝治疗　F. 利尿剂

78. 经治疗后腹水消退不明显，复查丙氨酸氨基转移酶102U/L，天门冬氨酸氨基转移酶113U/L，总胆红素78μmol/L，血清白蛋白22g/L，凝血酶原时间20秒。有效防止再出血的措施是

A. 内镜直视下注射硬化剂
B. 内镜直视下食管静脉套扎术
C. 门-体分流术
D. 断流术
E. TIPS
F. 口服普萘洛尔

（79～85题共用题干）

患儿男，3个月。因“发热、气促3天，加重1天”入院。3天前无明显诱因发热39.6℃，伴轻咳，气促，唇周发绀，无寒战，无抽搐。曾在外院予青霉素、头孢噻肟钠抗感染等治疗。昨天热稍退，但气促、发绀明显加重，伴呼气性呻吟。起病以来，精神困倦，烦躁，睡眠差，食欲缺乏，间有腹胀，无呕吐，大便稀黄，1～2次/天，量少，无脓血黏液，尿少。查体：T 38℃，P 200次/分，R 60次/分，BP 60/40mmHg，体重4.5kg，神清，烦躁不安，颜面唇周发绀，前囟1.5 cm×1.5cm，平软，气管稍偏右，呼气性呻吟，鼻翼扇动，三凹征（+），左侧胸廓较膨隆，左侧哭颤减弱，叩诊鼓音，左侧呼吸音明显减弱，右侧呼吸音粗，较多细小湿啰音，心率200次/分，律齐，第一心音低钝，未闻杂音，腹稍胀，肝增大至右肋下4cm，质中，脾未触及。个人史：足月，在家产，混合喂养，未预防接种。

79. 该患儿最可能的诊断是

A. 毛细支气管炎　B. 支气管异物
C. 气胸　D. 重症肺炎
E. 心力衰竭　F. 支气管哮喘

80. 首先要急需采取的治疗措施是

A. X线胸片　B. 体格检查
C. 吸氧　D. 静脉输液
E. 静注抗生素　F. 退热对症处理

81. 最急需做的辅助检查是

A. 血气分析　B. 电解质检查
C. 心肌酶检查　D. 肝功能检查
E. X线胸片　F. 肺功能检查

82. X线：左肺野中外带透明度增加，其内未见肺纹理，气管及纵隔向右移位；右肺野肺纹理增粗，伴有小点片状模糊密度影；左肋膈角变钝。可考虑的病症是

A. 支气管肺炎　B. 气管异物
C. 气胸　D. 肺大疱
E. 胸腔积液　F. 肺结核

83. 需要鉴别的疾病有

A. 先天性心脏病　B. 支气管哮喘
C. 心肌炎　D. 气管异物
E. 肺结核　F. 甲状腺危象

84. 血气分析：pH 7.28，HCO_3^- 17.5mmol/L，BE -5.3mmol/L，PaO_2 40mmHg，$PaCO_2$ 34mmHg。根据血气分析，可考虑

A. 无呼吸衰竭
B. 代谢性酸中毒

C. 低氧血症，代谢性酸中毒
D. 呼吸衰竭（Ⅰ型），代谢性酸中毒
E. 呼吸衰竭（Ⅱ型），代谢性酸中毒
F. 呼吸衰竭（Ⅱ型）

85. 可诊断为心力衰竭的情况有
A. 心率突然 >180 次/分
B. 心音低钝，奔马律，颈静脉怒张
C. 尿少或无尿，颜面、眼睑水肿
D. 肝脏进行性增大
E. 呼吸突然 >60 次/分
F. 突然烦躁不安，明显发绀，面色苍白或发灰

（86 ~ 88 题共用题干）

患儿男，1 岁，10kg。腹泻 2 天，每日大便 10 余次，黄色蛋花汤样便，无腥臭味。尿量明显减少。查体：精神萎靡，皮肤弹性差，眼窝凹陷，手脚稍凉。血清钠 136mmol/L。

86. 该患儿的脱水属于
A. 轻度等渗性
B. 中度等渗性
C. 中度高渗性
D. 中度低渗性
E. 重度低渗性
F. 重度等渗性

87. 该患儿如果为口服补液，应采取
A. 口服补液盐溶液 80 ~ 100ml/kg，于 8 ~ 12 小时少量多次喂服
B. 口服补液盐溶液 50 ~ 80ml/kg，于 8 ~ 12 小时少量多次喂服
C. 口服补液盐溶液 30 ~ 50ml/kg，于 8 ~ 12 小时少量多次喂服
D. 口服补液盐溶液 50 ~ 100ml/kg，于 8 ~ 12 小时少量多次喂服
E. 口服补液盐溶液 50 ~ 80ml/kg，于 12 ~ 16 小时少量多次喂服
F. 口服补液盐溶液 80 ~ 100ml/kg，于 12 ~ 16 小时少量多次喂服

88. 该患儿如果为静脉补液，应补哪种液体及补液量是
A. 1/2 ~ 2/3 张含钠液，液体量 50 ~ 100ml/kg
B. 1/2 ~ 2/3 张含钠液，液体量 120 ~ 150ml/kg
C. 1/2 ~ 2/3 张含钠液，液体量 100 ~ 150ml/kg
D. 1/4 ~ 1/3 张含钠液，液体量 100 ~ 150ml/kg
E. 1/3 张含钠液，液体量 100 ~ 150ml/kg
F. 2∶1 等张含钠液，液体量 100 ~ 150ml/kg

（89 ~ 92 题共用题干）

患者，男性，67 岁。高血压 15 年，冠心病 10 年，突发严重呼吸困难 1 小时就诊，伴大汗、咳粉红色泡沫状痰。查体：血压 160/90mmHg，端坐位，口唇发绀，大汗、烦躁，呼吸 30 ~ 50 次/分，两肺满布湿啰音和哮鸣音，心尖部闻及奔马律，肺动脉瓣区第二心音亢进。

89. 患者下一步应进行的检查是
A. 胸部 X 线检查
B. 冠状动脉 CTA
C. 胸部增强 CT
D. 胸部 MRI
E. 胸部增强 MRI
F. 立位腹部 X 线检查

90. 首先考虑的疾病是
A. 急性左心衰竭
B. 慢性阻塞性肺疾病急性发作期
C. 支气管哮喘
D. 肺栓塞
E. 慢性心力衰竭
F. 心包积液

91. 患者还应进行的检查是
A. 心电图
B. 利钠肽
C. 肌钙蛋白
D. 尿素氮、肌酐

E. 电解质　　F. 血脂

G. 血常规　　H. D－二聚体

92. 患者进一步应采取的治疗有

A. 半卧或端坐

B. 双腿下垂

C. 心电监护

D. 高流量鼻管给氧

E. 吗啡3～5mg静脉注射

F. 开放静脉通路

G. 血管扩张药静脉注射

H. 呋塞米20mg静脉注射

（93～96题共用题干）

患者，男性，25岁。近2个月来反复出现腰背部僵硬、疼痛，常发生在夜间或早晨，活动后可缓解，伴臀部交替性疼痛。近一周腰背痛加重，伴活动受限。查体：腰椎前屈、后伸受限，双侧“4”字试验阳性。化验：C－反应蛋白78mg/L，血沉43mm/h，HLA－B27（＋），对磺胺类药物过敏。

93. 该患者高度怀疑为强直性脊柱炎，最有助于确诊的检查是

A. 类风湿因子

B. 免疫球蛋白

C. 腰椎及骶髂关节X线

D. 腰椎及骶髂关节CT

E. 腰椎及骶髂关节MRI

F. 抗环瓜氨酸肽抗体

94. 除了“4”字试验，可用于检查骶髂关节压痛或脊柱病变进展的检查有

A. 枕壁试验　　B. 胸廓扩展

C. 浮髌试验　　D. Schober试验

E. 骨盆按压　　F. 蹲走试验

95. 该患者的最佳治疗方案是

A. 美洛昔康＋柳氮磺吡啶

B. 塞来昔布＋甲泼尼龙

C. 柳氮磺吡啶＋沙利度胺

D. 来氟米特＋甲氨蝶呤

E. 美洛昔康＋生物制剂

F. 塞来昔布＋美洛昔康

96. 患者在口服药物过程中，应该定期检测的是

A. 肝肾功能

B. 血、尿常规

C. C－反应蛋白及血沉

D. 骶髂关节X片

E. 神经系统检查

F. 血压

（97～100题共用题干）

患儿男，3岁。未接种过疫苗。3天前发热、咳嗽、流涕，畏光、流泪。今日发现耳后、颈部皮疹，发现口腔颊黏膜Koplik斑，建议进一步检查。

97. 患者下一步应进行的检查是

A. 血常规　　B. 胸片

C. 肝功能　　D. 免疫学检查

E. 病毒分离　　F. 胸部MRI

98. 免疫学检查发现IgM抗体4倍增高。首先考虑的疾病是

A. 幼儿急疹　　B. 风疹

C. 麻疹　　D. 猩红热

E. 药疹　　F. 肠道病毒感染

99. 该病可能的传播方式有

A. 喷嚏　　B. 咳嗽

C. 说话　　D. 输液

E. 喝水　　F. 饮食

100. 该病的控制方法和治疗有

A. 预防性措施，注意免疫接种等

B. 患者、接触者及环境管理

C. 医护人员防护

D. 流行时完善防疫措施

E. 按规定隔离

F. 无特异性治疗（对症、加强护理和防治并发症）

全真模拟试卷（五）

一、单选题：每道试题由1个题干和5个备选答案组成，题干在前，选项在后。选项A、B、C、D、E中只有1个为正确答案，其余均为干扰选项。

1. 反映事物发生的强度的指标是
   A. 率　B. 相对比
   C. 构成比　D. 算术平均数
   E. 中位数

2. 一般正常小儿前囟闭合的最晚年龄约是
   A. 2个月　B. 6个月
   C. 8个月　D. 12个月
   E. 18个月

3. 产后复查的时间约在产后
   A. 30天　B. 42天
   C. 56天　D. 65天
   E. 80天

4. 关于妊娠期母体乳房的变化，正确的是
   A. 妊娠晚期开始分泌乳汁
   B. 大量雌激素刺激乳腺腺泡发育
   C. 大量孕激素刺激乳腺腺管发育
   D. 初乳为白色浓稠液体
   E. 乳头增大变黑，乳晕颜色加深

5. 可诊断为糖尿病的血糖浓度为
   A. 空腹血糖浓度 <6 mmol/L
   B. 空腹血糖浓度 $6\sim7$ mmol/L
   C. 空腹血糖浓度 $7\sim8$ mmol/L
   D. 随机取样血糖浓度 >11.1 mmol/L
   E. 餐后2小时血糖浓度 >7 mmol/L

6. 正常心电图波形中，代表心室缓慢复极过程的是
   A. P波　B. T波
   C. ST段　D. QRS波
   E. QT间期

7. 临床表现为咯大量脓臭痰，痰静置后可分层的疾病是
   A. 大叶性肺炎　B. 肺梗死
   C. 肺脓肿　D. 肺不张
   E. 肺结核

8. 引起黏液脓血便的结肠疾病是
   A. 肠伤寒
   B. 克罗恩病
   C. 肠结核
   D. 急性细菌性痢疾
   E. 急性出血坏死性肠炎

9. 不属于高级心肺复苏措施的是
   A. 人工呼吸　B. 气管插管
   C. 除颤　D. 建立静脉通路
   E. 复苏用药

10. 以下选项中最能提示急性肺水肿的体征的是
    A. 气促、烦躁不安
    B. 心率加快，心尖区出现奔马律
    C. 肺部有哮鸣音
    D. 咳粉红色泡沫痰
    E. 肺动脉瓣区第二心音亢进

11. 高血压伴心绞痛及哮喘的患者，出现肾功能不全时，最适合的治疗药物是
    A. 卡托普利　B. 普萘洛尔
    C. 硝苯地平　D. 氢氯噻嗪
    E. 哌唑嗪

12. 诊断急性呼吸窘迫综合征（ARDS）的必要条件是

A. 血氧饱和度
B. 血 pH
C. 动脉血氧分压
D. 氧合指数
E. 肺泡－动脉氧分压差

13. Hp 阳性消化性溃疡首次治疗失败后，常用的补救治疗方法是
A. 奥美拉唑＋铋剂＋克拉霉素
B. 铋剂＋克拉霉素＋阿莫西林
C. 法莫替丁＋克拉霉素＋阿莫西林
D. 铋剂＋奥美拉唑＋甲硝唑
E. 奥美拉唑＋枸橼酸铋钾＋左氧氟沙星＋阿莫西林

14. 类风湿关节炎最先受累的关节组织是
A. 关节囊　B. 韧带
C. 骨组织　D. 滑膜组织
E. 软骨组织

15. 目前治疗系统性红斑狼疮的主要药物为
A. 非甾体抗炎药　B. 磷酸氯喹
C. 雷公藤总苷　D. 环磷酰胺
E. 泼尼松

16. 主要通过消化道传播的肝炎是
A. 甲型肝炎　B. 乙型肝炎
C. 丙型肝炎　D. 丁型肝炎
E. 自身免疫性肝炎

17. 对重型肝炎的判断，以下选项中最重要的是
A. ALT＞500U/L
B. 总胆红素＞171μmol/L
C. PTA＜40%
D. 电解质紊乱
E. 乏力、腹胀、腹水

18. 评估抗结核治疗疗效的主要指标是
A. 临床症状减轻
B. 体温正常
C. 胸部 X 线示病变吸收
D. 痰菌转阴
E. 咯血停止

19. 不可用于霍乱诊断的检查是
A. 大便涂片革兰染色
B. 大便碱性蛋白胨水培养
C. 大便悬滴法检查
D. 霍乱血清凝集试验找特异性抗体
E. 血培养找霍乱弧菌

20. 经调查甲乙两地的冠心病粗死亡率均为 4/105，经统一年龄构成后，甲地标化率为 4.5/105，乙地为 3.8/105。因此可认为
A. 甲地人群平均年龄较乙地大
B. 甲地人群实际冠心病死亡率较乙地高
C. 甲地老年人构成较乙地大
D. 甲地各年龄段冠心病死亡率都较乙地高
E. 甲地人群冠心病平均死亡风险较乙地高

21. 初孕妇，26 岁。妊娠 33 周，用胰岛素治疗糖尿病，今晨 5 时惊醒，心慌、出汗。此时最有效的处理措施是
A. 检测血糖
B. 检测尿糖及酮体
C. 进食
D. 静脉注射胰岛素
E. 测量体温

22. 患者，女，30 岁，用链霉素治疗泌尿系统感染 3 天，疗效不好。可改用的药物是
A. 新霉素　B. 氧氟沙星
C. 红霉素　D. 氯霉素
E. 林可霉素

23. 患者，男，发热，咳大量脓臭痰，临

床考虑为肺脓肿。支持该诊断的是
A. 右肺野小淡片影
B. 右下肺球形阴影
C. 右肋膈角消失
D. 右中叶肺不张阴影
E. 右下叶背段空洞伴液平

24. 患儿男，2岁。自幼咳嗽，气急，生长发育落后。查体：胸骨左缘上方可闻及收缩期杂音。心导管检查发现肺动脉血氧含量高于右心室。最可能的诊断是
A. 房间隔缺损
B. 法洛四联症
C. 肺动脉高压
D. 动脉导管未闭
E. 肺动脉瓣狭窄

25. 患者，男，60岁。发现血压升高16年，平时无明显胸闷、胸痛。查体时发现，心电图 R_{V_5} 4.5mV，$V_{4\sim6}$ 导联ST段水平压低0.2mV，T波倒置。该患者的诊断为
A. 高血压
B. 高血压心脏病
C. 左心室肥厚伴劳损
D. 冠心病
E. 隐匿型冠心病

二、多选题：每道试题由1个题干和5个备选答案组成，题干在前，选项在后。选项A、B、C、D、E中至少有2个正确答案。

26. 静脉血栓栓塞症（VTE）的危险因素包括
A. 肥胖
B. 高血压
C. 静脉血流淤滞
D. 血管内皮损伤
E. 血液高凝状态

27. 符合“年龄40岁以上，男女不限”及以下哪些情况应进行胃癌筛查
A. 存在胃癌其他高危因素（高盐、腌制饮食、吸烟、重度饮酒等）
B. 胃癌高发地区人群
C. 幽门螺杆菌感染者
D. 既往患有慢性萎缩性胃炎、胃溃疡、胃息肉、手术后残胃、肥厚性胃炎、恶性贫血等胃部癌前疾病
E. 胃癌患者一级亲属

28. 类风湿关节炎患者常做的自身抗体检测有
A. 类风湿因子
B. 抗核周因子抗体
C. 抗环瓜氨酸肽抗体
D. 抗角蛋白抗体
E. 抗中性粒细胞胞浆抗体

29. 肾综合征出血热的传播途径为
A. 经呼吸道传播
B. 经消化道传播
C. 经皮肤黏膜传播
D. 经虫媒传播
E. 垂直传播

30. 支气管哮喘的预防措施有
A. 去除病因和诱因
B. 用色甘酸二钠或噻哌酮
C. 脱离过敏原
D. 免疫抑制剂
E. 应用糖皮质激素

31. 医院获得性肺炎的并发症有
A. 胸腔积液
B. 急性肺损伤
C. 脓胸
D. 急性肾功能不全
E. 弥散性血管内凝血

32. β受体阻滞剂是一线降压药，适用于

不同严重程度的高血压，尤其是

A. 老年高血压患者

B. 有支气管哮喘病史者

C. 合并外周血管病者

D. 合并心绞痛者

E. 心率较快的年轻患者

33. 二尖瓣狭窄的特有体征不包括

A. 心尖区收缩期吹风样杂音

B. 拍击性第一心音亢进

C. 心尖区收缩中期喀喇音

D. 心尖部舒张期隆隆样杂音

E. 二尖瓣开瓣音

34. 消化性溃疡常见的合并症是

A. 出血

B. 胃癌

C. 胃黏膜脱垂

D. 反流性食管炎

E. 幽门梗阻

35. 慢性肾小球肾炎的肾脏病理类型包括

A. IgA 系膜增生性肾小球肾炎

B. 毛细血管内增生性肾小球肾炎

C. 系膜毛细血管性肾小球肾炎

D. 膜性肾病

E. 局灶节段性肾小球硬化

36. 肾病综合征并发肾静脉血栓患者的临床表现有

A. 发热

B. 尿中红细胞增多

C. 尿中白细胞增多

D. 肾小管酸中毒

E. D－二聚体升高

37. 缺铁性贫血所致神经精神系统障碍的临床表现有

A. 异食癖

B. 易怒、烦躁

C. 感觉异常

D. 生长发育迟缓

E. 舌炎和舌乳头萎缩

38. 巨幼细胞贫血的病因有

A. 叶酸或维生素 B_{12} 摄入不足

B. 胃肠道疾病引起吸收不良

C. 月经量增多

D. 抗肿瘤药物的影响

E. 钩虫病

39. 关于慢性淋巴细胞白血病（CLL）的叙述，以下选项中正确的是

A. 典型的免疫表型：CD5（＋）、CD10（＋）、CD19（＋）、FMC7（－）、CyclinD1（－）

B. 老年患者比年轻患者多发

C. 男性患者比女性患者多发

D. 13q14 缺失是最常见的 CLL 染色体异常，单独出现是预后良好的标志

E. 17p 缺失的出现是 CLL 最差的预后因素，但对氟达拉滨及抗 CD20 单抗反应良好

40. 以下疾病中，类风湿因子（RF）为阳性的是

A. 系统性红斑狼疮

B. 类风湿关节炎

C. 强直性脊柱炎

D. 骨关节炎

E. 干燥综合征

41. 类风湿关节炎晚期最常见的关节畸形是

A. 掌指关节半脱位

B. 手指向尺侧偏斜

C. 近端指间关节过伸，远端指间关节屈曲呈“天鹅颈样”畸形

D. 近端指间关节屈曲，远端指间关节过伸呈“纽扣花样”畸形

E. 远端指间关节畸形及“方形”手

42. 系统性红斑狼疮原发病所致的皮肤黏膜病变包括
A. 皮肤红斑
B. 脱发
C. 指掌部和甲周红斑
D. 口腔溃疡
E. 鹅口疮

43. 破伤风的全身型前驱症状有
A. 乏力、头痛
B. 舌根发软
C. 咀嚼无力
D. 吞咽不便
E. 头颈部转动不自如

44. 健康教育的研究领域按目标人群或场所划分包括以下哪些
A. 社区健康教育
B. 学校健康教育
C. 医院健康教育
D. 企业员工健康教育
E. 食品安全健康教育

45. 健康促进的内涵包括以下哪些
A. 只涉及疾病的预防
B. 直接作用于影响健康的各种因素
C. 只需要卫生部门进行相关工作
D. 强调个体、家庭、社区和各种群体有组织地参与
E. 建立在大众健康生态基础上，强调人与环境的协调发展

46. 健康促进的基本策略包括以下哪些
A. 促进医疗设施建设
B. 制定促进健康的公共政策
C. 减小社区行动力度，提高个人技能水平
D. 调整卫生服务方向
E. 忽视环境因素，只重视个体行为

47. 健康教育与健康促进项目的评价包括以下哪些
A. 实施评价
B. 形成评价
C. 中期效果评价
D. 远期效果评价
E. 过程评价

48. 全科医学科学研究的方法中，下列哪些属于定量研究方法
A. 观察法
B. 描述性研究
C. 病例对照研究
D. 队列研究
E. 深入访谈法

三、共用题干单选题：以叙述一个以单一患者或家庭为中心的临床情景，提出 2～6 个相互独立的问题，问题可随病情的发展逐步增加部分新信息，每个问题只有 1 个正确答案，以考查临床综合能力。答题过程是不可逆的，即进入下一问后不能再返回修改所有前面的答案。

（49～50 题共用题干）

患者，女性，31 岁。近 2 个月中度发热，全身肌痛，四肢关节肿痛，口腔溃疡。尿常规显示红细胞（+），蛋白（++）。

49. 免疫学检查最可能出现的抗体是
A. 抗核抗体
B. 抗 Jo－1 抗体
C. 抗 Scl－70 抗体
D. 类风湿因子
E. 抗中性粒细胞胞质抗体

50. 最可能的诊断是
A. 类风湿关节炎
B. 败血症
C. 皮肌炎
D. 系统性红斑狼疮
E. 急性肾小球肾炎

（51～52 题共用题干）

患者，男性，36 岁。因发热、头痛、眼眶痛、腰痛 5 天入院。体温在 39～40℃波动。检查发现：BP 80/50mmHg，P 100

次/分，面部潮红，球结膜充血水肿，软腭有网状充血并有出血点，腋下及胸前见散在出血点，心肺未见异常。

51. 双肾区叩击痛阳性，最可能的诊断是
    A. 急性上呼吸道感染
    B. 伤寒
    C. 急性肾炎
    D. 肾综合征出血热
    E. 钩端螺旋体病

52. 有助于确诊的检查是
    A. 血中找到沙门菌
    B. 尿中找到大肠埃希菌
    C. 钩端螺旋体特异性抗体阳性
    D. HFRSV 特异性 IgM 抗体阳性
    E. 大便找到霍乱弧菌

（53～54 题共用题干）

患者，男，67 岁。咳嗽、咳痰伴痰中带血 2 个月。X 线胸片示：右肺门类圆形阴影，边缘毛糙，有分叶。

53. 患者最可能的诊断是
    A. 肺炎　B. 肺结核
    C. 肺脓肿　D. 肺癌
    E. 肺气肿

54. 为明确诊断，首选的检查是
    A. 胸部 CT
    B. 纤维支气管镜 + 病理活检
    C. 痰培养
    D. 血常规
    E. 肺功能

（55～56 题共用题干）

患者辅助检查：ESR 48mm/h，Hb 90g/L，PPD 皮试弱阳性，血清溶菌酶浓度升高，肝、脾及子宫附件 B 超显示正常，钡剂灌肠示回肠末段及邻近升结肠呈细条状钡影，有铺路石样充盈缺损。

55. 最可能的诊断是
    A. 卵巢囊肿
    B. 肠结核
    C. 溃疡性结肠炎
    D. 盲肠癌
    E. 克罗恩病

56. 最重要的治疗方法是
    A. 手术
    B. 肾上腺糖皮质激素
    C. 柳氮磺吡啶
    D. 抗结核治疗
    E. 硫唑嘌呤

（57～58 题共用题干）

患者，女，26 岁。咳嗽、乏力、食欲减退 1 个月，低热、盗汗 10 天。查体两肺未发现阳性体征，胸部 X 线提示右肺上叶尖后段片状模糊影伴空洞形成。

57. 该患者最可能的诊断是
    A. 肺炎球菌肺炎
    B. 浸润型肺结核
    C. 慢性纤维空洞型肺结核
    D. 肺脓肿
    E. 支气管肺癌

58. 为明确诊断，最应注意的检查是
    A. 血常规
    B. 血沉
    C. 痰细菌培养
    D. 痰涂片找抗酸杆菌
    E. 肺功能

（59～61 题共用题干）

患儿女，4 岁。因“气喘，呼吸困难 5 分钟”入院。患儿 5 分钟前玩耍时进食果冻后突发咳嗽、咽痛、气喘、面色发绀，伴大汗，无发热，无恶心、呕吐，无抽搐，无意识丧失。查体：神志清楚，口唇发绀，三凹征（+），气管居中，双肺呼吸音清，可闻及吸气相哮鸣音。

59. 该患者的诊断考虑为
    A. 急性会厌炎　B. 急性喉炎

C. 急性咽炎　　D. 气道异物
E. 支气管哮喘

60. 该患儿首选的急救措施是
A. 抢救者站患儿背后，双臂环绕患儿腰部，一手握空心拳，将拇指侧顶住患儿腹部正中线肚脐上方两横指处、剑突下，另一手抓住拳头，快速向内、向上挤压冲击患儿腹部
B. 使患儿仰卧位，操作者位于患儿一侧或骑于髋部，一手掌根于患儿剑突和脐之间，另一手压在这只手上，两手同时用力，向头侧快速冲击
C. 将患儿俯卧于操作者一侧手臂上，手托住患儿头及下颌，头部低于躯干，将前臂靠在膝盖或大腿上，用另一手掌根部向前下方，用力叩击背部肩胛之间
D. 操作者用手固定患儿头部，两前臂夹住患儿躯干，将其翻转呈仰卧位，保持患儿头部低于躯干，用两手指快速、冲击性按压患儿两乳头连线正下方
E. 行气管镜取出异物

61. 患儿经抢救后好转出院，宣教内容不正确的是
A. 教育儿童不要养成口内含物的习惯
B. 当儿童口中含物时，需要大声斥责使其吐出口含物
C. 患儿呕吐时，应该将其头部偏向一侧
D. 3 岁以下儿童尽量少吃干果、豆类食物
E. 培养学龄前儿童良好的生活习惯

（62～63 题共用题干）

患者，女，41 岁，近 3 天白带多，伴外阴瘙痒就诊。查外阴黏膜充血，阴道壁充血，分泌物呈黄绿色，有臭味，中等量，呈泡沫状，宫颈充血。

62. 该患者应进行的辅助检查是
A. 血常规
B. 尿常规
C. 阴道分泌物细菌培养及药敏试验
D. 悬滴法阴道分泌物查滴虫
E. 阴道脱落细胞学检查

63. 该患者确切诊断为
A. 外阴阴道假丝酵母菌病
B. 滴虫性阴道炎
C. 老年性阴道炎
D. 阿米巴性阴道炎
E. 外阴瘙痒

（64～65 题共用题干）

患者，女性，32 岁，孕 1 产 1，因月经量增多 1 年就诊。患者有性生活史，月经周期正常。末次月经为 7 天前，持续 5 天。体温：36.9℃，脉搏 82 次/分，呼吸 12 次/分，血压：124/62mmHg。妇科检查示：子宫增大如孕 7 周大小，余无异常。盆腔超声示：子宫前壁一 30mm×25mm 低回声包块，内膜线向后偏移。实验室检查：红细胞计数 3.0×10^{12}/L，白细胞计数 6.0×10^{9}/L，血红蛋白 105g/L，血小板计数 200×10^{9}/L。

64. 患者此时最合适的检查是
A. 诊断性刮宫
B. 宫腔镜检查
C. 盆腔 MRI
D. 子宫输卵管造影
E. 腹腔镜检查

65. 检查见宫腔内约 3cm 大小赘生物，呈球形，质硬，表面光滑，无异形血管，赘生物边缘与子宫壁成角约 70 度。患者目前临床诊断首先考虑的是

A. 子宫内膜息肉
B. 子宫腺肌病
C. 子宫肌瘤
D. 子宫内膜癌
E. 子宫内膜间质肉瘤

四、案例分析题：每道案例分析题至少3～12问。每问的备选答案至少6个，最多12个，正确答案及错误答案的个数不定。考生每选对一个正确答案给1个得分点，选错一个扣1个得分点，直至扣至本问得分为0，即不含得负分。案例分析题的答题过程是不可逆的，即进入下一问后不能再返回修改所有前面的答案。

（66～69题共用题干）

患者，男性，75岁。慢性阻塞性肺疾病20余年，长期门诊复诊。近来行肺功能检查示：$FEV_1/FVC < 70\%$，$30\% \leqslant FEV_1 < 50\%$预计值，血气分析：$PO_2$ 50mmHg，PCO_2 60mmHg。查体：T 36.8℃，R 22次/分，消瘦，神清，稍气促，唇甲轻度发绀，球结膜稍充血、水肿。咽稍红，双侧扁桃体无肿大。颈静脉怒张，肝－颈静脉回流征阴性。气管居中，双肺叩诊过清音，双肺呼吸音减低，双肺未闻及明显干湿啰音。心界不大，HR 98次/分。腹平软，肝脾肋下未及。双下肢无水肿。

66. 根据患者以上病史及查体，正确的是
A. 患者肺功能气流受限严重程度为Ⅱ级
B. 建议患者长期氧疗
C. 给予支气管舒张药物
D. 患者肺功能气流受限严重程度为Ⅰ级
E. 患者肺功能气流受限严重程度为Ⅲ级
F. 患者合并Ⅱ型呼吸衰竭

67. 近1周患者受凉后出现咳嗽、咳痰、气促加重，并出现双下肢水肿。患者可能的并发症是
A. 自发性气胸
B. 肺结核
C. 支气管扩张症
D. 肺癌
E. 慢性呼吸衰竭
F. 肺源性心脏病

68. 患者血常规示：白细胞 $9.0 \times 10^9/L$，中性粒细胞90%，淋巴细胞10%；胸片示：双肺纹理增粗紊乱，双肺多发肺大疱。目前可给予的治疗措施是
A. 抗感染治疗
B. 支气管舒张剂
C. 控制性吸氧
D. 利尿剂
E. 洋地黄类药物
F. 高流量吸氧

69. 关于慢性肺心病患者洋地黄类药物的使用，以下选项中正确的是
A. 洋地黄类药物使用剂量宜大
B. 宜使用作用快，排泄快的洋地黄类药物
C. 根据患者心率衡量洋地黄类药物的应用和疗效
D. 感染已控制、呼吸功能好转、利尿剂不能得到良好疗效而反复水肿的心力衰竭患者可使用
E. 以右心衰竭为主要表现而无明显感染的患者可使用
F. 出现急性左心衰竭者可使用

（70～72题共用题干）

患者，男性，73岁。因胸骨后不适，进食时有滞留感1年就诊。滞留感常在进食固体食物时出现，无呕吐，无明显消瘦，常年喜食滚烫食物。查体：皮肤黏膜未见

黄染、出血点，锁骨上淋巴结未扪及，心肺听诊无异常，腹平软，肝脾肋下未触及。

70. 需要考虑的诊断是
A. 贲门失弛缓症
B. 胃食管反流病
C. 早期食管癌
D. 食管良性狭窄
E. 食管裂孔疝
F. 癔球症

71. 患者需首先进行的检查是
A. 食管黏膜脱落细胞学检查
B. 食管X线检查
C. 电子内镜检查与活组织检查
D. 食管CT检查
E. 食管MRI检查
F. 食管超声内镜检查
G. 胸部X线检查

72. 患者电子内镜结果显示距门齿33cm处见一1cm×2cm溃疡，活检示：高分化鳞癌。首选的治疗是
A. 放疗　B. 化疗
C. 综合治疗　D. 手术治疗
E. 内镜治疗　F. 放疗+化疗

（73～75题共用题干）

患儿女，1岁。4天前开始发热、咳嗽、流涕，今晨发现耳后、发际浅红色斑丘疹。两眼泪汪汪，咽喉充血，眼结膜充血，口腔黏膜红，精神萎靡，肺呼吸音粗。

73. 该患儿最可能的诊断是
A. 风疹　B. 幼儿急疹
C. 水痘　D. 麻疹
E. 过敏性皮炎　F. 猩红热

74. 有助于早期诊断的检查是
A. 血常规
B. 血、尿、鼻咽分泌物培养检查发现病原体
C. 鼻咽分泌物检查发现多核巨细胞
D. 双份血清抗体检测
E. X线胸片
F. 血清病毒分离

75. 该患儿最应警惕的并发症是
A. 支气管肺炎　B. 心肌炎
C. 喉炎　D. 脑炎
E. 营养不良　F. 淋巴结炎

（76～79题共用题干）

患者，男性，52岁。患2型糖尿病10年，冠心病3年。劳累后呼吸困难半年，伴咳嗽，咳白色浆液痰。两肺底闻及湿啰音，BNP 1800ng/L。X线片可见肺门及上肺纹理增多。

76. 该患者可能的诊断是
A. 急性左心衰竭
B. 慢性阻塞性肺疾病
C. 支气管哮喘
D. 肺栓塞
E. 慢性心力衰竭
F. 心包积液

77. 患者需要鉴别诊断的疾病有
A. 支气管哮喘
B. 心包积液
C. 缩窄性心包炎
D. 肝硬化腹水伴下肢水肿
E. 慢性消化道疾病
F. 肺炎

78. 患者还应进行的检查是
A. 心电图　B. NT－proBNP
C. 肌钙蛋白　D. 尿素氮、肌酐
E. 电解质　F. 甲状腺功能
G. 血常规　H. 尿常规

79. 患者进一步应采取的治疗有
A. 治疗基础疾病：如2型糖尿病、冠心病

B. 筛查并消除各种潜在的诱因，如感染、心律失常、贫血等
C. 利尿剂
D. 血管紧张素转换酶抑制剂
E. β受体拮抗剂
F. 正性肌力药
G. 托伐普坦

（80～83题共用题干）

患者，女性，31岁。主因“发热、面部皮疹3个月，鼻出血2天”入院。发热为中低度热，无寒战，无咳嗽、咳痰。查体：T 38.0℃，P 110次/分，双颊可见片状红色充血疹，睑结膜苍白，右侧鼻腔缓慢少量出血，HR 110次/分，律齐。无其他阳性体征。急诊血常规示：WBC $2.3\times10^9/L$，Hb 90g/L，PLT $9\times10^9/L$。尿常规示蛋白（++），抗核抗体阳性，抗dsDNA抗体阳性，补体C3、C4明显降低。

80. 最可能的诊断是
A. 系统性红斑狼疮
B. 类风湿关节炎
C. 贝赫切特病
D. 混合性结缔组织病
E. 天疱疮
F. 干燥综合征

81. 应立即给予患者的处置是
A. 鼻腔填塞
B. 输血小板
C. 丙种球蛋白冲击
D. 大剂量糖皮质激素
E. 免疫调节剂
F. 静脉使用抗生素
G. 羟氯喹
H. 白芍总苷
I. 阿司匹林

82. 随着治疗患者病情逐渐稳定，血常规恢复正常。一次着凉感冒后，患者出现发热、皮疹反复，酱油色尿，头晕、乏力，实验室检查示Hb 60g/L。最可能的情况是
A. 失血性贫血
B. 缺铁性贫血
C. 再生障碍性贫血
D. 巨幼细胞贫血
E. 溶血性贫血
F. 脑缺血发作

83. 对诊断有价值的检查是
A. Coombs试验　B. 血沉
C. C-反应蛋白　D. 类风湿因子
E. 血清补体　F. 抗核抗体

（84～87题共用题干）

患者，男性，32岁。因“头晕、头痛、乏力4小时”就诊。血压125/75mmHg，脉搏90次/分，言语不清，上睑下垂，双瞳孔等大等圆，直径3.5mm，对光反射迟钝。双肺呼吸音清，未闻及干湿啰音，心律齐。四肢肌力4级，Babinski征（-）。追问病史：1周前食用“五香酱牛肉”罐头后将未食用完的罐头保存于冰箱，1天前再次食用。患者妻子一同食用，也有相同症状。

84. 首先考虑的疾病是
A. 急性脑卒中　B. 局灶性癫痫
C. 肉毒中毒　D. 重症肌无力
E. 脑炎/脑膜炎　F. 三叉神经痛
G. 脊髓灰质炎

85. 为明确诊断，最有价值的检查是
A. 血培养　B. 脑电图
C. 肌电图　D. 脑脊液检查
E. 头颅CT　F. 头颅MRI
G. 可疑食物厌氧培养

86. 紧急处理措施包括
A. 吸氧　B. 镇静
C. 快速补液　D. 洗胃

E. 导泻　　F. 口服活性炭
G. 抗感染

87. 患者是否需要抗感染治疗，首选抗生素是
A. 不需要　　B. 二代头孢菌素
C. 青霉素　　D. 三代头孢菌素
E. 喹诺酮类　　F. 大环内酯类
G. 氨基糖苷类

（88～90题共用题干）

患者，女性，53岁。右侧胸痛、刺激性咳嗽4周，活动后气促2周，无发热，无盗汗。查体：气管偏左，右侧肺叩诊浊音，呼吸音消失。胸片、B超提示右侧大量胸腔积液。

88. 该患者胸腔积液最可能的原因是
A. 肺结核　　B. 肺脓肿
C. 支气管扩张　　D. 肺癌
E. 肺炎　　F. 慢性心力衰竭

89. 为明确诊断，该患者进一步的检查措施是
A. 胸腔穿刺抽液查脱落细胞
B. 血清肿瘤标志物检查
C. 纤维支气管镜检查
D. 心脏彩超
E. 支气管动脉造影
F. 胸部增强CT

90. 胸腔穿刺为血性胸腔积液，胸腔积液找到癌细胞。关于治疗，以下错误的是
A. 无手术指征
B. 抽取胸腔积液后再手术治疗
C. 先全身化疗，再进行手术加化疗
D. 胸腔内注入化疗药物，再考虑手术治疗
E. 可给予手术切除原发病灶，再行胸膜固定术或冷冻治疗
F. 放疗待肿块缩小后再考虑手术

（91～93题共用题干）

患者，女性，27岁，停经3个月，因外阴瘙痒数天来院就诊。妇科查体：外阴黏膜充血水肿，阴道通畅，黏膜充血，内见较多豆腐渣样分泌物，宫颈光滑。

91. 该患者最可能的诊断是
A. 非特异性阴道炎
B. 细菌性阴道病
C. 滴虫性阴道炎
D. 外阴阴道假丝酵母菌病
E. 老年性阴道炎
F. 其他真菌性阴道炎

92. 给予患者白带常规检查示：线索细胞（－），滴虫（－），查见霉菌菌丝及孢子。考虑为外阴阴道假丝酵母菌病。该病可能的诱因包括
A. 长期应用抗生素
B. 妊娠
C. 糖尿病
D. 大量应用免疫抑制剂
E. 接受大量雌激素治疗
F. 高血压
G. 胃肠道等其他部位假丝酵母菌感染
H. 穿紧身化纤内裤
I. 肥胖

93. 该患者有生育要求，进一步治疗可选择
A. 排除糖尿病
B. 勤换洗内裤，用过的内裤、盆及毛巾均用开水烫洗
C. 局部用药，如克霉唑栓剂入阴
D. 全身用药，如氟康唑口服
E. 局部应用低浓度糖皮质激素软膏
F. 局部用药，如甲硝唑栓入阴
G. 全身用药，如甲硝唑口服
H. 保持外阴清洁
I. 补充雌激素

（94～97 题共用题干）

患者，女性，45 岁，孕产史：足月产 1，无早产史，流产 2 次，现存子女 1 人。卫生院查体时发现盆腔一 5cm 包块，为进一步明确诊断来到上级医院。

94. 正确的初步处理是
A. 排空膀胱行妇科检查
B. 超声影像学检查
C. 盆腔 CT
D. 静脉肾盂造影
E. HCG 检测
F. 膀胱镜检查
G. 腹腔镜检查

95. 妇科检查示：左附件一囊实性包块约 5cm，活动，无压痛，超声示：左卵巢内一囊实性包块，直径约 5cm，并见短线状强回声，肿瘤标志物均正常。诊断首先考虑
A. 卵巢畸胎瘤
B. 卵巢浆液性囊腺瘤
C. 卵巢黏液性囊腺瘤
D. 卵巢内胚窦瘤
E. 卵巢子宫内膜异位囊肿
F. 卵巢颗粒细胞瘤
G. 卵巢无性细胞瘤

96. 该女性可能出现的并发症包括
A. 肿瘤蒂扭转
B. 肿瘤破裂
C. 肿瘤感染
D. 肿瘤出血
E. 肿瘤恶变
F. 月经紊乱
G. 痛经

97. 最终病理证实为良性，以下治疗措施哪些是合理的
A. 经腹子宫全切 + 双附件切除
B. 经腹行患侧附件切除术
C. 经腹行患侧肿瘤剔除术
D. 腹腔镜下行患侧附件切除术
E. 腹腔镜下行患侧肿瘤剔除术
F. 卵巢癌根治术

（98～100 题共用题干）

患者，男性，27 岁，反复发作性呼吸困难 5 年，每年春季发作，可自行缓解。此次再次突然发作 2 天，伴胸闷、咳嗽，症状持续不能缓解。查体：双肺满布哮鸣音，心率 95 次/分，心律齐，心脏各瓣膜区未闻及病理性杂音。

98. 该患者诊断首先考虑
A. 支气管哮喘
B. 慢性支气管炎
C. 自发性气胸
D. 心源性哮喘
E. 支气管扩张
F. 慢性阻塞性肺气肿

99. 该患者治疗可以选择的药物是
A. 沙丁胺醇雾化吸入
B. 糖皮质激素
C. 氨茶碱
D. 白三烯受体拮抗剂
E. 抗胆碱能药物
F. β_1受体拮抗剂

100. 如经氧疗、解痉平喘药物、糖皮质激素口服治疗后患者病情无好转，气促逐渐加重，呼吸困难加重，烦躁。此时进一步的措施有
A. 复查血气分析
B. 静脉使用糖皮质激素
C. 应用镇静剂
D. 高流量吸氧
E. 呼吸兴奋剂
F. 纠正电解质紊乱

全真模拟试卷（六）

一、单选题：每道试题由 1 个题干和 5 个备选答案组成，题干在前，选项在后。选项 A、B、C、D、E 中只有 1 个为正确答案，其余均为干扰选项。

1. 某医生治疗了两例视网膜炎患者，1 例有效，以下叙述不正确的是
   A. 总有效率为 50%
   B. 最好用绝对数表示
   C. 必须用率表示时，应同时给出其可信区间
   D. 分母太小，用相对数不可靠
   E. 最好是增大样本量再进行统计描述

2. 评价远期疗效常用的指标是
   A. 生存率　　B. 婴儿死亡率
   C. 发病率　　D. 治愈率
   E. 患病率

3. 围绝经期妇女显著的心理特点是
   A. 悲观　　B. 抑郁
   C. 焦虑　　D. 个性改变
   E. 行为改变

4. 以下哪种不是康复范畴之一
   A. 医疗康复
   B. 营养康复
   C. 社会康复
   D. 康复工程
   E. 职业康复

5. 血清中单一免疫球蛋白异常增高主要见于
   A. 类风湿关节炎
   B. 慢性肝病
   C. 肺结核
   D. 系统性红斑狼疮
   E. 多发性骨髓瘤

6. 慢性上腹痛最常见的病因是
   A. 消化性溃疡
   B. 慢性胰腺炎
   C. 胃癌
   D. 肠道寄生虫病
   E. 慢性胆囊炎

7. 关于乳腺癌的叙述，不正确的是
   A. 多发生于乳腺外上象限
   B. 多发生于乳晕区
   C. 好发生于 40 ~ 60 岁
   D. 较早发生淋巴转移
   E. 属低分化癌时，预后较差

8. 急性肺源性心脏病最常见的病因是
   A. 支气管哮喘　　B. 肺血栓栓塞
   C. 过敏性肺炎　　D. 重症肺结核
   E. 慢性阻塞性肺疾病

9. 对脑血管具有较强扩张作用的钙拮抗药是
   A. 维拉帕米　　B. 硝苯地平
   C. 尼莫地平　　D. 地尔硫䓬
   E. 加洛帕米

10. 诊断肺炎链球菌性肺炎时，价值最大的症状是
    A. 寒战
    B. 高热
    C. 咳嗽、呼吸困难
    D. 咳铁锈色痰
    E. 胸痛

11. 肝细胞癌的肿瘤标记物是
    A. CEA　　B. AFP

C. PSA　　　　D. CA19－9

E. 酸性磷酸酶

12. 关于系统性红斑狼疮激素治疗的叙述，正确的是

A. 激素治疗的同时应该给予补钙治疗

B. 激素治疗控制病情后可逐渐减量直至停药

C. 为避免骨质疏松，可以让患者经常晒太阳

D. 激素减量应该先慢减后快减

E. 激素治疗可能诱发或加重感染，治疗时应预防性应用抗菌药物

13. 强直性脊柱炎的表现是

A. HLA－B27 阳性

B. 晚期出现脊柱僵硬、侧弯畸形

C. X线片不可能出现“竹节样”脊柱

D. 好发于中老年

E. 激素治疗效果好

14. HBsAg 与 HBeAg 均阳性说明患者

A. 病情比较稳定

B. 病毒复制强，有传染性

C. 具有免疫力

D. 乙型肝炎恢复期

E. 无传染性

15. 细菌性痢疾的病原体属于

A. 志贺菌属　　　　B. 沙门菌属

C. 弧菌属　　　　D. 弯曲菌属

E. 螺旋菌属

16. 关于霍乱临床表现的叙述，正确的是

A. 有里急后重感，多数不伴有腹痛，俗称“无痛性腹泻”

B. 脱水期会出现喷射性呕吐的典型症状

C. 潜伏期一般为1～3天，最短潜伏期仅仅数小时

D. 恢复期多数患者会出现38～39℃的反应性发热

E. 典型病程分为三期，即急性期、脱水期、恢复期

17. 日本血吸虫在人体内的致病阶段包括

A. 成虫、毛蚴、尾蚴、虫卵

B. 成虫、毛蚴、尾蚴、童虫

C. 成虫、尾蚴、虫卵、童虫

D. 毛蚴、尾蚴、虫卵、童虫

E. 成虫、毛蚴、尾蚴、虫卵、童虫

18. 社区卫生诊断的内容不包括以下哪个方面

A. 社会人口学诊断

B. 流行病学诊断

C. 行为与环境诊断

D. 教育与组织诊断

E. 治疗方案诊断

19. 个人健康档案中不包括以下哪项内容

A. 健康问题目录

B. 病情流程表

C. 家庭基本资料

D. 以预防为导向的记录

E. 转会诊记录

20. 患者，男，58岁，右上腹痛伴低热1个月余。超声检查发现肝左叶低回声占位，直径约4cm；CT平扫为多房状，内呈低密度，增强扫描呈环形强化。应考虑为

A. 肝转移瘤　　　　B. 肝囊肿

C. 肝细胞癌　　　　D. 肝血管瘤

E. 肝脓肿

21. 患者，男，23岁。发热伴心前区锐痛3天。3天前出现发热，体温38℃左右，伴心前区锐痛，休息后未减轻。既往体健。查体：BP 100/60mmHg，双肺呼吸音清，HR 107次/分，胸骨左缘第3肋间可闻及粗糙的双相性搔

抓样声音。该患者疼痛最可能的病因是

A. 肺癌

B. 气胸

C. 主动脉夹层

D. 急性心包炎

E. 急性心肌梗死

22. 患者，女，57 岁。发热，左侧胸痛 3 天。查体：T 37.5℃，BP 150/90mmHg，左下肺呼吸音减弱，可闻及双相摩擦音，HR 100 次/分。最可能的诊断是

A. 肺炎　　B. 自发性气胸

C. 心肌梗死　　D. 肺栓塞

E. 胸膜炎

23. 患者，女，23 岁。近 3 个月来月经增多，因皮肤及牙龈间断出血来诊。查体：齿龈及皮肤瘀斑，肝脾未触及，胸骨无压痛。Hb 105g/L。骨髓象示：巨核细胞明显增多，成熟型减少。最可能的诊断是

A. 慢性再生障碍性贫血

B. 急性再生障碍性贫血

C. 急性淋巴细胞白血病

D. 原发免疫性血小板减少症

E. DIC

24. 患者，男，57 岁。吞咽困难 5 个月。胃镜检查见食管中段隆起伴溃疡，管腔狭窄，管壁僵硬。黏膜活检最可能的病理改变是

A. 腺癌

B. 淋巴瘤

C. 非干酪样肉芽肿

D. 鳞癌

E. 干酪样肉芽肿

25. 患者，男性，46 岁。饮酒、饱餐后突发左上腹持续性疼痛 10 小时，吐后腹痛不缓解。无慢性胃病史。最可能的诊断是

A. 心肌梗死　　B. 急性胆囊炎

C. 急性胰腺炎　　D. 急性胃炎

E. 肾结石

二、多选题：每道试题由 1 个题干和 5 个备选答案组成，题干在前，选项在后。选项 A、B、C、D、E 中至少有 2 个正确答案。

26. 扭转洋地黄中毒所致的完全性房室传导阻滞时禁用

A. 阿托品

B. 异丙基肾上腺素

C. 糖皮质激素

D. 氯化钾

E. 人工心脏起搏器

27. 早期食管癌的症状是

A. 吞咽哽噎感

B. 进行性吞咽困难

C. 胸骨后烧灼感

D. 食管内异物感

E. 反酸

28. 类风湿关节炎的关节外表现包括

A. 类风湿结节　　B. 肺间质改变

C. 胸膜炎　　D. Felty 综合征

E. 继发性干燥综合征

29. 关于严重急性呼吸综合征（SARS）的叙述，不正确的是

A. 患者是 SARS 主要的传染源

B. 果子狸是 SARS 主要的传染源

C. 短距离的飞沫传播是本病的主要传播途径

D. 病程初期到中期白细胞计数正常或下降，淋巴细胞计数绝对值常减少，部分病例血小板减少

E. 谷氨酸氨基转移酶（ALT）、乳酸脱氢酶（LDH）及其同工酶等均有不同程度降低

30. 关于传染病传染性的叙述，正确的是
A. 临床症状期传染性最强
B. 传染病潜伏期不具有传染性
C. 传染性受到病原体数量、毒力、侵入途径和机体状态的影响
D. 对密切接触者，要根据潜伏期进行隔离处理
E. 传染性与环境因素没有任何关系

31. 以下属于“干性支气管扩张”特点的是
A. 反复咯血
B. 平时无咳嗽
C. 一般无脓性痰
D. 多位于引流不畅的部位
E. 无异常肺部体征

32. 大叶性肺炎实变时患侧可出现
A. 胸廓对称，呼吸运动减弱
B. 叩诊浊音，触诊语颤增强，听诊可有支气管呼吸音
C. 气管偏向患侧
D. 可有胸膜摩擦音
E. 病侧语颤减弱、语音传导减弱

33. 以下选项中符合肺炎支原体肺炎 X 线改变的是
A. 间质性肺炎改变
B. 均质性的片状阴影
C. 支气管肺炎改变
D. 多发空洞
E. 肺门阴影增浓

34. 非 ST 段抬高型心肌梗死缓解缺血性疼痛的药物有
A. β 受体拮抗剂
B. 硝酸酯类
C. 钙通道阻滞剂
D. 镇静剂
E. 环氧化酶 -1 抑制剂

35. 关于非 ST 段抬高型心肌梗死，以下叙述正确的是
A. 属于急性冠状动脉综合征的一种类型
B. 通常由动脉粥样硬化斑块破裂引起
C. 临床表现为突发胸痛但不伴有 ST 段抬高
D. 血浆肌钙蛋白水平不升高或仅有轻度升高
E. 应立即行急诊 PCI 恢复心肌再灌注

36. 导致主动脉瓣狭窄的病因有
A. 风湿性心脏病
B. 退行性老年钙化性主动脉瓣狭窄
C. 先天性畸形
D. 动脉粥样硬化
E. 高血压

37. 消化性溃疡合并出血时的临床表现有
A. 呕血或黑便
B. 失血性周围循环衰竭
C. 氮质血症
D. 发热
E. 腹泻

38. 急性肾损伤紧急透析的指征有
A. 急性肺水肿
B. 严重高钾血症
C. 严重酸中毒
D. 尿毒症脑病
E. 急性肾小管坏死

39. 关于缺铁性贫血，以下选项叙述正确的是
A. 网织红细胞计数轻度增加
B. 血红蛋白含量明显下降
C. 红细胞体积代偿性增大
D. 骨髓增生程度减低
E. 内因子缺乏可引起此病

40. 关于巨幼细胞贫血的叙述，以下选项

正确的是

A. 严重时可有全血细胞减少

B. 是由 DNA 合成障碍引起的

C. 骨髓细胞中出现巨幼红细胞改变

D. 单用叶酸可以治愈巨幼细胞贫血

E. 骨髓细胞巨幼样改变可以确诊巨幼细胞贫血

41. 类风湿关节炎的自身抗体包括

A. 类风湿因子

B. 抗角蛋白抗体

C. 抗环瓜氨酸肽抗体

D. 抗 dsDNA 抗体

E. 抗核周因子抗体

42. 强直性脊柱炎常见的关节外表现为

A. 葡萄膜炎或虹膜炎

B. 升主动脉根部扩张

C. 主动脉瓣病变

D. 心传导系统异常

E. 淀粉样变性

43. 定性研究方法在全科医学科学研究中有哪些常用方法

A. 观察法 B. 描述性研究

C. 实验性研究 D. 深入访谈法

E. 专题小组讨论

44. 流行病学的研究内容包括哪些方面

A. 传染病 B. 遗传病

C. 心理障碍 D. 非传染性疾病

E. 营养不良

45. 流行病学的基本原则包括哪些

A. 个体原则 B. 现场原则

C. 对比原则 D. 代表性原则

E. 确定性原则

46. 以下哪些是疾病发生机制的遗传学基础

A. 染色体畸变 B. 基因突变

C. 表观遗传变异 D. 遗传易感性

E. 免疫系统失调

47. 下列哪些描述正确地反映了单基因病的遗传方式

A. 常染色体隐性遗传病需要纯合子才会发病

B. X 连锁显性遗传病女性杂合子会发病

C. 常染色体显性遗传病需要纯合子才会发病

D. Y 连锁遗传只影响男性，不一定仅在父子之间传递

E. X 连锁隐性遗传病为女性所特有，男性无法发病

48. 医学伦理学研究所采用的方法包括以下哪些

A. 规范伦理学方法

B. 元伦理学方法

C. 自然科学方法

D. 描述伦理学方法

E. 综合方法

三、共用题干单选题：以叙述一个以单一患者或家庭为中心的临床情景，提出 2～6 个相互独立的问题，问题可随病情的发展逐步增加部分新信息，每个问题只有 1 个正确答案，以考查临床综合能力。答题过程是不可逆的，即进入下一问后不能再返回修改所有前面的答案。

（49～52 题共用题干）

患者，男，62 岁。以心前区压榨样疼痛 6 小时为主诉入院，伴气喘、咳嗽、咳粉红色泡沫样痰。查体：BP 160/100mmHg，双肺满布湿啰音，HR 110 次/分，律齐。心电图示 I、aVL、V_1～V_6导联 ST 段弓背向上抬高。

49. 该患者的诊断为

A. 急性冠脉综合征

B. 急性前壁心肌梗死

C. 急性前间壁心肌梗死

D. 急性广泛前壁、高侧壁、后壁心肌梗死

E. 急性广泛前壁、高侧壁心肌梗死

50. 该患者应该立即给予的治疗是

A. 静脉内溶栓

B. PTCA + 支架

C. 保守治疗

D. 单纯 PTCA

E. 紧急外科搭桥

51. 以下治疗措施不正确的是

A. 吗啡 5mg 静脉注射

B. 硝酸甘油静脉滴注

C. 呋塞米静脉注射

D. 半卧位吸氧

E. 毛花苷丙静脉注射

52. 在治疗过程中患者突然出现室性心动过速，用利多卡因、胺碘酮治疗仍有室速发生。此时的处理措施是

A. 加用美托洛尔静脉注射

B. 同步直流电复律

C. 非同步直流电复律

D. 继续使用利多卡因

E. 口服地高辛

（53～54 题共用题干）

患者，女，34 岁。发热、多关节疼痛、双侧胸腔积液、尿蛋白（+）半年。实验室检查发现 ANA（+），抗 SSA 抗体（+），抗 Sm 抗体（+）。

53. 最可能的诊断是

A. 原发性干燥综合征

B. 系统性红斑狼疮

C. 原发性血管炎

D. 类风湿关节炎

E. 结核性胸膜炎

54. 治疗首选的药物是

A. 非甾体抗炎药

B. 镇痛药

C. 小剂量糖皮质激素

D. 免疫抑制剂

E. 糖皮质激素联合免疫抑制剂

（55～57 题共用题干）

患者，男性，51 岁。因皮肤黄染、食欲不振、恶心 10 天，意识模糊、烦躁不安 1 天由急诊入院。有乙肝病史 8 年。查体：血压 110/70mmHg，神志恍惚，巩膜中度黄染；颈部可见数枚蜘蛛痣；心肺未见异常；腹软，肝肋下未触及，脾肋下 3cm；上肢穿刺部位有瘀斑。化验：Hb 90g/L，WBC 3.2×10^9/L，PLT 80×10^9/L，血糖 7.0 mmol/L，尿糖（+），尿酮（−），尿镜检（−）。

55. 最可能的诊断是

A. 肝硬化，并发肝性脑病

B. 高渗性非酮症糖尿病昏迷

C. 糖尿病酮症酸中毒

D. 脑血管病

E. 尿毒症

56. 可暂缓的辅助检查是

A. 肝功能

B. 凝血酶原活动度

C. 血氨

D. 电子胃镜

E. 腹部 B 超

57. 对此患者的治疗不正确的是

A. 高蛋白饮食

B. 口服乳果糖

C. 静滴精氨酸

D. 纠正电解质紊乱

E. 补充支链氨基酸

（58～60 题共用题干）

患者，男性，43 岁。右季肋区隐痛，

食欲缺乏3个月，间有低热，消瘦约3kg。查体：肝肋下2cm可触及，质地中等，未触及结节，X线片示右膈外侧抬高，B超示右肝实质性暗区5cm×3cm，AFP 400ng/ml，ALT 50U/L。

58. 该患者最可能的诊断是
A. 慢性活动性肝炎
B. 原发性肝癌
C. 肝囊肿
D. 阿米巴肝脓肿
E. 肝血管瘤

59. 进一步诊断上述病例最可靠的方法是
A. 肝脏增强CT
B. 肝脏MRI
C. 动态观察AFP变化
D. 定期复查腹部B超
E. 定期复查肝功能

60. 确诊后首选的治疗方案是
A. 内科保守治疗
B. 放疗
C. 积极化疗
D. 及时手术治疗
E. 介入治疗

(61～63题共用题干)

患者，男性，36岁。20天前因车祸致右股骨干骨折，行内固定手术治疗。2小时前突然出现呼吸困难，右侧胸痛伴有少量咯血，自感恐惧不安。查体：右肺有少量哮鸣音。

61. 该患者最可能的诊断是
A. 慢性阻塞性肺疾病
B. 支气管哮喘
C. 肺血栓栓塞症
D. 急性心肌梗死
E. 肺炎

62. 若进一步明确诊断，最重要的检查是
A. 心电图
B. X线胸片
C. 超声心动图
D. CT肺动脉造影
E. 动脉血气分析

63. 如果诊断明确，最适当的治疗是
A. 利尿
B. 使用支气管舒张药
C. 糖皮质激素
D. 溶栓或抗凝治疗
E. 抗生素和支气管舒张药

(64～65题共用题干)

患者，男性，26岁，身高180cm，体重65kg，既往体健。晨起后突感右胸刀割样疼痛，伴有轻度胸闷、咳嗽。查体：BP 120/70mmHg，HR 74次/分，无发热，无咯血，无反酸、胃灼热，无恶心、呕吐，发病前1天前曾打篮球比赛。

64. 最可能发生的情况是
A. 急性心肌梗死
B. 自发性气胸
C. 肺血栓栓塞症
D. 肺大疱
E. 消化性溃疡穿孔

65. 进一步最需要完善的检查是
A. 胸部X线　　B. 心电图
C. 心肌酶学　　D. D－二聚体
E. 超声心动图

四、案例分析题：每道案例分析题至少3～12问。每问的备选答案至少6个，最多12个，正确答案及错误答案的个数不定。考生每选对一个正确答案给1个得分点，选错一个扣1个得分点，直至扣至本问得分为0，即不含得负分。案例分析题的答题过程是不可逆的，即进入下一问后不能再返回修改所有前面的答案。

(66～70题共用题干)

患者，男性，58岁。半个月来在爬楼梯时常感心前区疼痛，为压迫样痛，并向

左肩、左上肢放射，持续1～2分钟，休息后能缓解。近5天来在工作时上述症状常出现，尤其工作较为紧张时发作为多，含服硝酸甘油疼痛能迅速缓解。有高血压病史3年，无冠心病病史及药物过敏史。嗜烟，无嗜酒。父母有高血压病史。查体：T 36℃，R 20次/分，P 78次/分，BP 180/100mmHg，一般情况尚可。心界不大，HR 78次/分，律齐，未闻及病理性杂音。双肺叩诊清音，未闻及干湿啰音。腹软，肝脾未扪及，双下肢无水肿。

66. 该患者的诊断是

A. 冠心病（不稳定型心绞痛），高血压Ⅲ级 很高危

B. 冠心病（稳定型心绞痛），高血压Ⅲ级 很高危

C. 夹层动脉瘤，高血压Ⅲ级 很高危

D. 急性肺栓塞，高血压Ⅲ级 很高危

E. 冠心病（稳定型心绞痛），高血压Ⅱ级 高危

F. 冠心病（不稳定型心绞痛），高血压Ⅱ级 高危

67. 需要与本病相鉴别的疾病是

A. 急性心肌梗死

B. 肋间神经痛

C. 其他疾病引起的心绞痛、主动脉狭窄或关闭不全、肥厚型心肌病等

D. 其他不典型疼痛：反流性食管炎、消化道溃疡等

E. 夹层动脉瘤破裂

F. 急性肺栓塞

68. 关于该患者的治疗，以下选项不正确的是

A. 安静休息、心电监护

B. 药物使用：硝酸酯类药物、β受体拮抗剂、钙通道阻滞剂、抗血小板制剂以及调脂药物的应用

C. 控制各种危险因素：降低血压，维持血压平稳等

D. 大剂量连续含服硝酸甘油

E. 必要时采取经皮冠状动脉腔内血管成形术（PTCA）治疗

F. 必要时吸氧

69. 患者转诊的指征不包括

A. 接诊时持续胸痛>20分钟，含硝酸甘油不缓解

B. 突然出现阿-斯综合征，经心肺复苏后呼吸、心率、血压能够维持

C. 需要采取经皮冠状动脉腔内血管成形术（PTCA）治疗时

D. 需要进一步检查以明确诊断

E. 心绞痛发作频率减少，胸痛减轻

F. 出现消化道出血、脑卒中等严重合并症

70. 心绞痛发生的典型部位是

A. 心尖区

B. 剑突下

C. 心前区外侧

D. 胸骨体下段的胸骨后

E. 胸骨体上中段及心前区

F. 心前区向左上臂放射

（71～73题共用题干）

患者，男性，51岁。有胃溃疡病史10年，近3个月上腹痛加剧，无节律性，伴嗳气，无反酸及呕吐，口服法莫替丁和奥美拉唑无效，体重减轻5kg。查体：浅表淋巴结无肿大，腹平软，上腹部轻压痛，可触及包块。

71. 最可能的诊断是

A. 胃溃疡复发

B. 胃溃疡癌变

C. 合并穿透性溃疡

D. 合并幽门梗阻

E. 复合性溃疡

F. 胃淋巴瘤

72. 为明确诊断，患者需进一步做的检查是

A. X线钡餐检查

B. 电子胃镜检查结合活检

C. 腹部超声检查

D. 腹部CT检查

E. 腹部MRI检查

F. 大便潜血试验

G. 血CEA检查

H. 超声内镜检查

73. 胃癌的并发症有

A. 贫血

B. 幽门梗阻

C. 贲门梗阻

D. 功能性消化不良

E. 胃泌素瘤

F. 呕血

(74～76题共用题干)

患儿女，10个月。腹泻5天入院。每日大便10余次，黄色蛋花汤样，水分多，伴有呕吐、尿少、轻咳。查体：T 38.2℃，前囟、眼窝凹陷，皮肤弹性差，四肢稍凉。血WBC $7.5\times10^{9}/L$，血Na^{+} 125mmol/L，K^{+}3.7mmol/L，BE －16mmol/L。

74. 该患儿最可能的诊断是

A. 重型腹泻病，轻度低渗性脱水，代谢性酸中毒

B. 重型腹泻病，重度低渗性脱水，代谢性酸中毒

C. 重型腹泻病，中度低渗性脱水，代谢性酸中毒

D. 重型腹泻病，重度等渗性脱水，代谢性酸中毒

E. 轻型腹泻病，中度等渗性脱水，代谢性酸中毒

F. 轻型腹泻病，轻度等渗性脱水，代谢性酸中毒

75. 该患儿最可能感染的病原体是

A. 致病性大肠埃希菌

B. 耶尔森菌

C. 轮状病毒

D. 侵袭性大肠埃希菌

E. 伤寒杆菌

F. 空肠弯曲菌

76. 该患儿在失水、代谢性酸中毒纠正后突然抽搐，此时应采取的检查是

A. 血钙　　B. 血镁

C. 脑电图　　D. 脑部MRI

E. 脑脊液检查　　F. 眼底检查

(77～79题共用题干)

患儿女，2岁。流涕伴发热1天，发热38.5℃左右，今起出疹，由面颊迅速扩展到躯干四肢。T 37.8℃，P 112次/分，R 50次/分。皮疹为红色斑丘疹，颜面、四肢皮疹较稀疏，背部皮疹较密集，有部分融合。咽充血，扁桃体稍大，充血。耳后及颈部数个淋巴结黄豆大小，有压痛，活动。心、肺、腹无特殊。四肢，关节无异常，神经反射正常。

77. 查血常规大多数提示

A. 白细胞减少，淋巴细胞相对增高

B. 白细胞增多，伴核左移

C. 白细胞数降低，淋巴细胞可减少或增高，可有异形淋巴细胞和浆细胞

D. 白细胞增多，伴核右移

E. 白细胞增多，中性粒细胞比例增高

F. 白细胞正常，中性粒细胞比例增高

78. 该患儿的诊断应是

A. 水痘

B. 麻疹

C. 风疹

D. 幼儿急疹

E. 风湿热

F. 传染性单核细胞增多症

79. 该病的主要传播方式是

A. 飞沫传播　B. 食物传播

C. 粪便传播　D. 水源传播

E. 昆虫媒介传播　F. 血液传播

（80～83 题共用题干）

患者，男性，71 岁。吸烟史 50 年，慢性咳嗽、咳痰病史近 40 年，近 1 个月咳嗽、咳痰、胸闷、气短加重，尿量减少。查体：双肺散在干湿啰音，双下肢凹陷性水肿。

80. 上述体格检查记载有遗漏，该患者还可能出现的体征有

A. 桶状胸

B. 三尖瓣区收缩期杂音

C. 颈静脉充盈

D. $P_2 > A_2$

E. 剑突下心脏搏动

F. 心率增快，闻及早搏

81. 除了胸部 CT、支气管舒张试验外，还需要做的检查以指导诊断和治疗的有

A. 痰培养

B. 心电图

C. 超声心动图

D. 动脉血气分析

E. 血常规

F. 血生化

82. 心电图、超声心动图等检查后，慢性肺源性心脏病诊断明确。血气分析：pH 7.32，PaO_2 56mmHg，$PaCO_2$ 51mmHg，血常规 WBC 12.8×10^9/L，N 0.90，肝肾功能正常。合理的治疗措施包括

A. 抗感染治疗

B. 持续吸氧 1～2L/min

C. 利尿剂

D. 尽快应用洋地黄类正性肌力药

E. 改善通气

F. 呼吸中枢兴奋剂

83. 在该患者的病程中要注意可能会出现的并发症有

A. 酸碱平衡失调

B. 电解质紊乱

C. 肺性脑病

D. 心律失常

E. 消化道出血

F. 深静脉血栓形成

（84～87 题共用题干）

患者，女性，39 岁。10 年前因生活窘迫卖过 3 次血。此后间断出现发热、乏力、肌肉痛、腹泻、全身不适症状，自以为感冒未予重视。近期发现全身红斑性皮疹，颈部、腋下、腹股沟处淋巴结肿大。出现慢性咳嗽及反复发热，呼吸急促，咳痰及口唇发绀。建议进一步检查。

84. 患者进一步应进行的检查是

A. 腹部 X 线检查

B. 胸部 CT 平扫

C. 血常规

D. 便常规

E. 肿瘤标志物

F. HIV 抗体检查

85. 患者行胸部 CT 检查发现间质性肺炎，HIV 抗体阳性。最可能的诊断是

A. 肺结核　B. 艾滋病、肺炎

C. 肺脓肿　D. 卡波西肉瘤

E. 肺癌　F. 单纯疱疹

86. 支持本艾滋病患者最常见的严重机会性感染的表现包括

A. 主要临床表现为慢性咳嗽及发热，呼吸急促和发绀，动脉血氧分压降低

B. 肺部 X 线表现为间质性肺炎

C. 血常规白细胞升高

D. 血红蛋白升高

E. 依靠痰或支气管灌洗液进行涂片染色找卡氏肺孢子菌滋养体和包囊
F. 血常规白细胞降低

87. 艾滋病的传播途径是
A. 性接触传染
B. 注射途径传播
C. 母婴垂直传播
D. 病毒携带者的器官进行移植
E. 病毒携带者的人工授精
F. 医护人员被污染的针头刺伤或破损皮肤受污染

（88 ~ 90 题共用题干）

患者，女性，55 岁，孕 3 产 2，绝经 2 年，阴道不规则流血 1 个月余。妇科查体：外阴（ - ），阴道畅，宫颈肥大，Ⅱ度糜烂，触血（ + ），子宫略萎缩，双侧附件未及异常。

88. 该患者可能的出血原因是
A. 子宫颈炎 B. 子宫颈癌
C. 子宫内膜癌 D. 卵巢癌
E. 子宫内膜炎 F. 子宫内膜息肉
G. 盆腔炎

89. 进一步确诊时可选
A. B 超
B. 宫颈涂片细胞学检查 + HPV 检查
C. 腹腔穿刺术
D. 诊断性刮宫术
E. 腹腔镜检查
F. 宫腔镜检查
G. 后穹窿穿刺术
H. 胸片检查
I. 子宫内膜采集

90. 若以上检查均未发现可疑病灶，进一步处理可行
A. 阴道冲洗 B. 激光
C. 冷冻 D. 微波
E. 局部中药治疗 F. 宫颈电环切术
G. 子宫切除术 H. 宫颈锥切术
I. 观察

（91 ~ 94 题共用题干）

患者，女性，47 岁，因“停经 4 个月伴潮热”就诊。患者自诉近两年来月经不规则，月经周期 30 ~ 60 天，经期 3 ~ 5 天，经量少。查尿 HCG（ - ），卵泡刺激素 42.6IU/L，雌二醇 16ng/L，睾酮 0.2μg/L，促黄体生成素 22.6IU/L，孕酮 0.24μg/L，催乳素 10.25μg/L。B 超示：子宫大小 45mm × 30mm × 20mm，内膜厚 4mm，左卵巢大小 25mm × 18mm × 20mm，右卵巢大小 26mm × 21mm × 16mm。

91. 患者还可能出现的症状及体征包括
A. 入睡困难
B. 激动易怒
C. 多毛
D. 黑棘皮症
E. 头痛
F. 阴道分泌物减少

92. 患者需进行的围绝经期保健包括
A. 进行心理疏导
B. 必要时选用镇静药帮助睡眠
C. 指导合理膳食，适当运动
D. 增加日晒，补充适量钙和维生素 D，预防骨质疏松
E. 无需避孕
F. 激素补充治疗

93. 患者拟行激素补充治疗（HRT），不希望有月经样出血，可选择哪种方案
A. 雌孕激素序贯周期用药
B. 雌孕激素序贯连续用药
C. 雌孕激素联合连续用药
D. 单纯雌激素补充
E. 单纯孕激素补充
F. 阴道局部雌激素的应用

94. 接受 HRT 过程中应进行随访及监测，

以下正确的是

A. HRT 开始后第 1，3，12 个月复诊

B. 出现异常阴道流血或其他不良反应时，应随时就诊

C. 规范 HRT 1 年后，随诊间隔可调整为 12 个月

D. HRT 规定最长只使用到平均自然绝经年龄

E. 推荐每 3 ~ 5 年进行骨密度测定

F. 每年进行 1 次全面检查

（95 ~ 100 题共用题干）

患者，女性，34 岁，幼年曾患麻疹，反复咳嗽、咳痰 10 年，多于晨起及夜间睡眠时咳大量黄痰，此次受凉后咳嗽加重，咳痰增多，为黄绿色痰，伴发热，间断咯血 2 次，每次量约 30ml。查体：T 38.2℃，P 100 次/分，双肺呼吸音粗，双下肺可闻及粗湿啰音；血常规：白细胞 12×10^9/L，中性粒细胞 88%。

95. 该患者最可能的诊断是

A. 慢性支气管炎急性发作

B. 肺脓肿

C. 肺结核

D. 支气管扩张症

E. 肺炎

F. 肺癌

96. 引起该患者发病常见的病原体可包括

A. 真菌

B. 肺炎链球菌

C. 金黄色葡萄球菌

D. 流感嗜血杆菌

E. 鲍曼不动杆菌

F. 铜绿假单胞菌

G. 卡他莫拉菌

97. 该患者行胸部 CT 检查发现双肺多发病变，呈柱状及囊状透亮影改变，以下治疗措施正确的是

A. 使用抗生素

B. 化痰药

C. 应用止血药

D. 口服糖皮质激素

E. 镇静药

F. 支气管动脉造影 + 栓塞术

98. 如患者出现咯大量鲜红色血，量约 400ml，以下措施正确的是

A. 立即患侧卧位

B. 垂体后叶素

C. 止血治疗

D. 交叉配血

E. 补液

F. 保持呼吸道通畅

99. 如果患者突然咯血停止，出现气促，胸闷，烦躁，口唇苍白，血氧饱和度下降。则考虑可能发生了

A. 低血糖反应

B. 气胸

C. 大咯血窒息

D. 急性心肌梗死

E. 脑出血

F. 肺栓塞

100. 进一步治疗最有效的措施是

A. 高流量吸氧

B. 呼吸兴奋剂

C. 有创气管插管

D. 止血药物

E. 拍背排痰

F. 吸痰

高级卫生专业技术资格考试用书

全科医学全真模拟试卷与解析

（副主任医师/主任医师）

答案解析

主　编　姬琛华

副主编　颜培实　李　颖　于　晶　姜德颖

编　者　李　志　董　敬　吕亚囡　潘晓芳　韩乐强
代　萌　王笑丰　金　蕾　夏晓虹　孙　娜
陈智颖　王胜男　杨　瑛　刘栩晗　刘　畅
葛述科　刘长城　杨丽颖　邵　颖　白　晶
佘翠平　曲昌锋　彭　聪

中国健康传媒集团
中国医药科技出版社

内 容 提 要

根据人力资源和社会保障部、卫健委《关于深化卫生事业单位人事制度改革的实施意见》和《加强卫生专业技术职务评聘工作的通知》，高级卫生专业技术资格采取考试和评审结合的办法取得。本书是“高级卫生专业技术资格考试用书”系列之一，紧扣高级卫生专业技术资格考试前沿与新版考纲，包括两个分册：“全真模拟试卷”包含题型说明与6套高度仿真模拟试卷，其所设题目数量、题型比例分配、难易程度、考核知识点构架均严格模拟真题；“答案解析”为6套模拟试卷的全解析版，有助于考生及时检验复习效果，有的放矢地归纳、梳理并记忆考试重点、难点与易错点，主要适用于参加卫生专业技术资格高级职称考试（副高、正高）评审申报人员在最后阶段冲刺备考，高分通过考核。

图书在版编目（CIP）数据

全科医学全真模拟试卷与解析/姬琛华主编．—北京：中国医药科技出版社，2023.10

高级卫生专业技术资格考试用书

ISBN 978－7－5214－4160－4

Ⅰ.①全…　Ⅱ.①姬…　Ⅲ.①全科医学－资格考试－自学参考资料　Ⅳ.①R4

中国国家版本馆 CIP 数据核字（2023）第 185881 号

美术编辑　陈君杞

责任编辑　高一鹭　孟　垚

版式设计　友全图文

出版　**中国健康传媒集团**｜中国医药科技出版社

地址　北京市海淀区文慧园北路甲 22 号

邮编　100082

电话　发行：010－62227427　邮购：010－62236938

网址　www.cmstp.com

规格　787 × 1092 mm $^{1}/_{16}$

印张　9 $^{1}/_{2}$

字数　217 千字

版次　2023 年 10 月第 1 版

印次　2023 年 10 月第 1 次印刷

印刷　北京紫瑞利印刷有限公司

经销　全国各地新华书店

书号　ISBN 978－7－5214－4160－4

定价　48.00 元

目录

全真模拟试卷（一）答案解析

一、单选题

1. E 全科医学又称为家庭医学，是一个面向社区与家庭，整合了临床医学、预防医学、康复医学以及人文社会学科相关内容于一体的综合性的临床医学二级专业学科。其专业领域涉及不同年龄、性别、各个器官与系统，以及各类疾病与健康问题。其主旨强调以人为中心、以家庭为单位、以整体健康的维护与促进为方向的长期负责式照顾，并将个体与群体健康照顾融为一体。

2. D 全科医疗的服务对象不限于某个人，而是整个家庭乃至整个社区。除了患者之外，它还包括健康人和不良生活方式的人群。因此，选项 D 最能描述其服务对象，其他选项都不准确。

3. B 实施健康教育活动的首要任务是确定优先项目，即针对当前最紧迫、最重要的健康问题进行干预。这需要对社区或个体的实际情况进行评估，确定哪些健康问题影响最为严重，并制定相应的干预措施和健康教育活动计划。选项 A 中提到的制定公共政策是重要的，但不是实施健康教育活动的首要任务。选项 C 中提到的建立领导机构以及选项 D 中提到的制定健康促进规划都是重要的，但在确定优先项目之后才能进一步推进。选项 E 中提到的合理评估也是非常重要的，但它是在健康教育活动实施过程中进行的，而不是首要任务。

4. B 全科医生应具备服务社区的能力，包括协调和利用社区内外的医疗和非医疗资源，制订和实施社区卫生计划。其他选项中 A 描述的是家庭评估、家庭访视的能力；C 描述的是处理常见健康和疾病问题的能力；D 描述的是评价个人心理、行为问题的能力；E 描述的是处理医疗相关问题的能力。

5. C 治疗急、慢性骨及关节感染，口服抗生素是常用的治疗方法之一。选择合适的口服药物应考虑药物的抗菌谱、组织渗透性、毒副作用等因素。青霉素 G 和多黏菌素 B 一般不用于口服治疗，而是通过注射给药。林可霉素使用范围比较窄，主要用于耐药菌感染或由于过敏不能用其他药物时才使用。吉他霉素很少作为首选药物使用。因此，口服药物中最适合用于治疗急、慢性骨及关节感染的是克林霉素。

6. C 在使用胰岛素治疗糖尿病时，最常见的副作用是低血糖反应，也称为胰岛素休克。这是由于血糖过低导致脑部缺氧所引起的。低血糖反应的症状包括头晕、出汗、心悸、饥饿、乏力等，严重者可能会出现抽搐、昏迷和死亡。注射局部红晕、疼痛也是胰岛素注射常见的副作用，但与低血糖反应相比较而言，发生率要低得多。荨麻疹、过敏性休克较少见。

7. A 慢性肺疾病患者康复治疗中呼吸练习的目的是增强膈肌活动，减弱肋间内肌、肋间外肌等辅助呼吸肌的过度活动，以提高肺的伸缩性，增加通气，提高呼吸效率，缓解呼吸困难。

8. E 全科医生在社区康复工作中的任务包括执行社区康复工作计划、建立健康与康复档案；组织参加残疾人普查；参加和建立社区康复站，指导和参加康复医疗工作；负责康复医疗咨询、康复评定、治疗和转诊工作；以及培训、指导康复治疗师工作，建立一支物理治疗师、作业治疗师、言语治疗师等的队伍。而指导患者进行手术治疗并不属于全科医生在社区康复工作中的任务，因此选项 E 为本题的正确答案。

9. D 根据贫血形态学分类，缺铁性贫血、铁粒幼细胞性贫血、珠蛋白生成障碍性贫血为小细胞低色素性贫血，再生障碍性贫血为正常细胞性贫血，巨幼细胞贫血为大细胞性贫血。

10. B 二尖瓣脱垂时第一心音多正常，可有收缩中期喀喇音。B 选项正确。室壁瘤形成可伴有收缩期杂音但无明确诊断意义，选项 A 不正确。二尖瓣狭窄的特征性杂音为心尖区舒张中晚期低调隆隆样杂音，呈递增型，局限，常伴舒张期震颤，选项 C 不正确。室间隔穿孔表现为胸骨左缘 3 ~ 4 肋间新出现的粗糙的收缩期杂音伴有震颤，选项 D 不正确。主动脉瓣关闭不全表现为主动脉瓣区舒张期高调递减型叹气样杂音，选项 E 不正确。

11. A 支气管扩张时，炎症侵犯支气管黏膜及病灶毛细血管，使其通透性增高，血液渗出或黏膜下血管破裂出血，此为咯血最常见的病因。

12. A 意识障碍等级依次为嗜睡、意识模糊、昏睡及昏迷（浅昏迷、中昏迷、深昏迷）。

13. B 风湿性心脏病是风湿热反复发作而引起的心脏损害，最容易损害的部位就是心脏瓣膜，而最容易受损的瓣膜，首先是二尖瓣，其次是主动脉瓣。

14. A 左心功能不全患者的体征：心率增快，心尖部可有舒张期奔马律，肺动脉瓣区第二心音亢进，两肺可闻及湿性啰音，有的患者可出现交替脉。

15. E 左心衰时易出现心源性呼吸困难。

16. E 支气管内肿瘤或异物较大时，肺部听诊可闻及局限性哮鸣音。支气管哮喘、慢性阻塞性肺疾病急性发作时，双肺可闻及弥漫性呼气性哮鸣音，肺炎常可闻及吸气末固定啰音，液气胸可有胸腔积液和气胸的体征。单侧局限性哮鸣音通常是由于支气管内异物或肿瘤等阻塞所致。这种情况下，喉部以下的呼吸道可能会出现喘鸣音、哮鸣音和呼吸困难等。

17. E 幽门梗阻时，由于胃排空受阻，胃肠道内液体积聚，叩诊可出现浊音或鼓音，伴随有振水音，选项 A 正确。在幽门梗阻时，胃的收缩波向幽门推进，因受到阻碍而表现为反复的收缩与松弛，称为“胃型蠕动波”，选项 B 正确。患者在梗阻后会感觉到腹部胀满和疼痛，这是由于胃内积累了大量的食物和气体，但随着呕吐将其中的一部分排出，腹部胀满感和疼痛也会相应减轻。但该缓解是暂时的，随着病情加重，症状仍会逐渐加重，选项 C 正确。在幽门梗阻时，患者常因胃内容物不能正常排泄而呕吐，并可随病情而出现隔餐或隔日食物，选项 D 正确。胃溃疡易并发上消化道出血，并非幽门梗阻。幽门梗阻临床上因患者长期不能正常进食、大量呕吐，导致严重的营养不良、低蛋白血症，并有严重脱水、低钾及碱中毒等水、电解质紊乱表现。

18. D 风湿病患者血中 C－反应蛋白（CRP）浓度可在发作期迅速升高，并与疾病活动程度呈正相关，因此 CRP 是风湿活动的敏感指标之一。风湿活动期可有血沉增快，选项 A 不正确。血小板减少、黏蛋白降低和血浆白蛋白升高并不是风湿活动的判断指标。

19. C 系统性红斑狼疮（SLE）是一

种自身免疫性疾病，常累及多个脏器和系统，其中皮肤受累率高达80%以上。面部蝶形红斑是SLE的主要皮肤损害之一，出现在鼻梁、两颊和下巴部位，呈对称性分布，红色或淡红色，形态类似于蝴蝶的翅膀，因此也被称为“蝶形红斑”。其特点是出现在阳光直射区域，且容易反复发作，不易消退。其他皮肤黏膜表现还包括：皮疹、光敏感、口腔溃疡、毛发脱落等。其他选项中，环形红斑和结节性红斑都不是SLE的典型皮肤损害，多形性红斑常常与药物相关，网状青斑则主要见于抗磷脂综合征。

20. A 胃体有主细胞和壁细胞，其中，壁细胞分泌盐酸（影响铁吸收）和内因子（影响维生素 B_{12} 吸收）。胃大部切除术后，胃分泌的盐酸和内因子减少，可以导致维生素 B_{12}、铁和叶酸的吸收障碍，引发缺铁性贫血和巨幼细胞贫血。A项，贫血和胃蛋白酶缺乏无关。

21. E 与右心衰竭无关的体征是球结膜水肿。患者出现了反复咳嗽、咳痰、气喘、喘憋加重，伴有发热、咳黄痰、呼吸困难、夜不能平卧、少尿、双下肢水肿等症状，怀疑存在右心衰竭。颈静脉怒张，双下肢可凹性水肿，肝大、压痛，肝－颈静脉回流征阳性等均为右心衰竭的典型体征。

22. C 壁细胞可分泌内因子，促进维生素 B_{12} 吸收。切除胃之后就易导致维生素 B_{12} 吸收减少，从而引发巨幼细胞贫血。该患者表现贫血、四肢麻木伴乏力、白细胞计数降低和血小板减少等症状，红细胞体积增大，考虑巨幼细胞贫血诊断。胆红素升高以间接胆红素为主，考虑巨幼细胞贫血原位溶血所致。

23. E 根据患者的症状和检查结果，该肿块位于背部，质地软、边界不太清晰、呈分叶状、活动度较小、无压痛且皮肤表面未见红肿或静脉扩张。这些特点与脂肪瘤比较符合，因为脂肪瘤通常质软，可以有分叶，边缘不清，多数情况下无痛，而且表面皮肤看起来正常。其他选项的特点与该病情不匹配。

24. C 白三烯受体调节剂作为联合治疗中的一种药物，可用于治疗哮喘合并过敏性鼻炎。

25. C 患者年轻男性，病史大于半年，有贫血，牙龈、皮肤出血倾向，且容易出现呼吸道感染症状，无肝肿大，全血细胞减少，骨髓增生减低，粒、红、巨核三系细胞减少，最可能诊断慢性再生障碍性贫血，首选司坦唑醇治疗。

二、多选题

26. ABE 全科医学的研究对象主要包括：社区常见健康问题、完整的人及其健康问题和家庭的健康问题。

27. BD 肝细胞性黄疸通常是由于肝细胞受损或破坏导致的。病毒性肝炎是一种常见的肝病，其病因多种多样，可引起肝细胞性黄疸。而原发性胆汁性肝硬化则是由于肝内胆管病变，导致胆汁淤积和肝细胞损伤，也可以引起肝细胞性黄疸。胆总管狭窄、肝内泥砂样结石、毛细胆管型病毒性肝炎等疾病可以导致阻塞性黄疸，与肝细胞性黄疸不同，这些疾病主要是胆管阻塞引起胆红素不能排出体外所致。

28. ABCD 收缩压 <90mmHg，心率增快（>120 次/分）是循环衰竭的一个表现，说明短期内出血总量大，循环衰竭未得到纠正，不能说明仍在活动性出血。

29. ABDE 电除颤虽被列为高级复苏的手段，但如果有条件应越早越好，提倡在初级复苏中即行电除颤治疗。但要注意，如心电图显示为心脏停搏与无脉性电活动，除颤无益。

30. ACDE A、C、E 能引起血三系下降；而巨幼细胞贫血由于维生素 B_{12} 或叶酸缺乏导致核酸代谢过程受损，不仅红系会受到影响，髓系和巨核系也会出现异常。除贫血外，可表现为白细胞和血小板轻度或重度下降。

31. ABCDE 系统性红斑狼疮的病因至今尚未肯定，大量研究显示其发病与遗传、雌激素、环境因素（如感染、紫外线、药物）、免疫异常有关。

32. ABCE 抗 - HCV 抗体不是保护性抗体，是 HCV 感染的标志。

33. ABC 血吸虫病主要通过皮肤、黏膜与疫水接触传播。传播有三个环节：带虫卵的粪便入水，钉螺的存在和繁殖，人、畜接触疫水。

34. AC 慢性阻塞性肺疾病的并发症：①自发性气胸：表现为突然加重的呼吸困难，伴有明显发绀，患侧肺部叩诊为鼓音，听诊呼吸音减弱或消失。通过胸部 X 线片可确诊。②慢性呼吸衰竭：常在慢阻肺急性加重时发生，其症状明显加重，出现低氧血症和（或）高碳酸血症，伴有缺氧和二氧化碳潴留的临床表现。③慢性肺源性心脏病：由于慢阻肺引起肺血管床减少及缺氧致肺动脉收缩、血管重塑，导致肺动脉高压、右心室肥厚扩大，最终发生右心功能不全。所以选项 AC 正确。

35. ABC 慢性肺心病患者常伴有电解质紊乱、反复感染、长期缺氧表现，因此易导致房性心律失常。冠状动脉粥样硬化主要为冠心病表现，心脏传导系统退行性变表现为老年退行性病变。所以选项 ABC 正确。

36. ABC 严重缺氧可使心肌坏死，可使脑组织发生细胞肿胀、变性、坏死及脑间质水肿引起颅内压增高、脑血流减少。所以选项 A、B 正确，选项 D 错误。严重缺氧可使肾脏缺氧，可引起肾功能失调，出现少尿，无尿，氮质血症，易诱发泌尿系统感染。所以选项 C 正确。扑翼样震颤（选项 E）是既有基底节病变又有小脑性共济失调而引起，与缺氧无关。其多见于代谢性疾病，如肝豆状核变性、肝昏迷以及尿毒症等；也见于呼吸衰竭时肺性脑病。因此本题的正确答案为 ABC。

37. ABCD 支气管扩张患者可大量咳痰，每天达几百毫升，痰量可在夜间卧床时增多，可出现臭味痰。痰液为黏液性、黏液脓性或脓性，呈黄绿色，收集后分层：上层为泡沫、中间为浑浊黏液、下层为脓性成分、最下层为坏死组织。无明显诱因者常隐匿起病，无症状或症状轻微。所以选项 ABCD 正确，选项 E 错误。

38. ABCD 当肿物堵塞肺叶或总支气管出现肺叶或全肺不张，胸膜受累时可见大量胸腔积液。此外肿瘤压迫及淋巴管侵犯可导致淋巴回流障碍，从而也产生胸腔积液。阻塞性肺炎时也可出现炎性胸腔积液。所以选项 ABCD 正确。

39. BCDE 急性左心衰竭的紧急治疗措施：①患者取半卧位或端坐位，双腿下垂，以减少静脉回流；②吸氧：高流量鼻管吸氧；③镇静：吗啡具有镇静作用和扩张静脉及小动脉作用；④强心剂：以毛花苷丙 0.4mg 缓慢静脉注射；⑤快速利尿：静脉注射呋塞米 20 ~ 40mg；⑥血管扩张剂：硝普钠缓慢静脉滴注，扩张小动脉和小静脉；⑦静脉滴注氨茶碱可缓解支气管痉挛。所以选项 BCDE 正确。

40. ABCD 感染性心内膜炎（IE）的主要诊断标准：（1）血培养阳性（符合以下至少一项标准）：①两次不同时间的血培养检出同一典型 IE 致病微生物（如草绿色链球菌，链球菌，金黄色葡萄球菌，社区获得性肠球菌）。②多次血培养检出同

—IE 致病微生物：2 次至少间隔 12 小时以上的血培养阳性；所有 3 次血培养均阳性，或≥4 次的多数血培养阳性（第一次与最后一次抽血时间间隔≥1 小时）。③Q 热病原体 1 次血培养阳性或其 IgG 抗体滴度＞1∶800。（2）心内膜受累证据（符合以下至少一项标准）：①超声心动图发现心内膜赘生物、脓肿形成、新发生的人工瓣膜部分破裂。②新出现的瓣膜反流（增强或改变了原来不明确的杂音）。选项 E 属于次要诊断标准。故本题应选 ABCD。

41. ABC 慢性胰腺炎常见的临床表现有：腹痛、脂肪泻、营养不良。由于慢性胰腺炎引起胰腺 B 细胞破坏，半数患者可发生糖尿病。当并发胰腺假性囊肿时，腹部可扪及包块。无发热症状。

42. ABCD 再生障碍性贫血骨髓象有骨髓多部位增生减低，粒、红系及巨核细胞减少，淋巴细胞及网状细胞、浆细胞比例增高，多数骨髓小粒空虚。

43. ACDE 女性、早发病、受累关节数多、类风湿因子持续高滴度阳性、持续红细胞沉降率增快、早期出现骨质破坏，是类风湿关节炎预后不良的因素。

44. BCD 强直性脊柱炎以青年男性多发（A 错），主要侵犯骶髂关节和脊柱，极少累及手关节（B 对）；部分患者首发症状可以是下肢大关节如髋、膝或踝关节痛，常为非对称性（E 错）、反复发作与缓解，可伴发骨关节破坏，HLA－B27 阳性（C 对）；常有类风湿因子阴性，家族史阳性（D 对）。

45. AB 急性乳腺炎早期呈蜂窝织炎表现而未形成脓肿之前，应用抗生素可取得良好效果。青霉素应用广泛，疗效肯定，副作用少，但目前耐药细菌越来越多，因而可以选用阿莫西林、克拉维酸等耐酶青霉素及头孢类药物。对于青霉素过敏者可选用大环内酯类药物如红霉素、阿奇霉素等，脓肿形成时可加用甲硝唑等抗厌氧菌药物。应尽量避免选用庆大霉素、左氧氟沙星等，因对乳儿有影响。

46. ABCE 乳腺囊性增生病的临床表现：乳腺肿块、疼痛，肿块呈结节状、大小不等，质韧而不硬，与周围正常乳腺组织界限不清，症状与月经周期有关，少数患者有乳头溢液。乳腺钼靶 X 线摄影表现为毛玻璃状或棉絮状阴影。

47. AC 阑尾炎患者观察期间发现腹痛突然减轻可能说明病情好转，还有可能发生了阑尾穿孔，因为阑尾穿孔后，阑尾腔压力骤减，腹痛可暂时减轻，但体温升高。

48. ACDE 肛裂的非手术治疗：①保持排便通畅。养成排便的良好习惯，使大便软化，可口服缓泻剂，多食含纤维素丰富的食物。②保持肛门局部清洁。每晚或排便后可用 1∶5000 高锰酸钾溶液或 3% 温盐水坐浴。③局部麻醉下扩肛，解除肛门括约肌痉挛。④止痛治疗。

三、共用题干单选题

49. D 患者发生股骨颈骨折的可能性最大。患者早晨上台阶时摔倒，出现了不能站立和行走、局部剧痛的症状，这提示可能发生了下肢骨折。由于老人年龄较大，且曾经跌倒过 1 次，因此髋部骨折的风险较高。另外，老人有类风湿关节炎和颈椎病的病史，这些疾病可能会导致骨质疏松、运动障碍，均增加髋部骨折的风险。综合分析，老人最可能发生了股骨颈骨折。因此，选项 D 正确。需立即 X 线检查以与髋关节脱位进行鉴别评估。

50. B 为明确跌倒造成的损伤，首选的检查是 X 线检查。老人摔倒后出现了不能站立和行走、局部剧痛等症状，怀疑下肢骨折的可能性较大。为明确损伤的具体情况，需要进行影像学检查。在这些检查方法中，X线检查是一种简便易行、价格低廉、结果可靠的检查方法，通常可以快速确定是否存在骨折。因此，X线检查是明确跌倒造成的损伤的首选检查方法。

51. E 患者近1周腹痛，近3天乏力、头晕，无胸痛。查体：面色苍白，眼结膜苍白，BP 90/60mmHg，符合消化道出血的表现。

52. D 患者有消化性溃疡病史，明确诊断应首选急诊胃镜检查。

53. E 反复发作咳嗽、咳痰20余年，近3年出现进行性气急加重，1周前因受凉咳嗽、咳痰加重而住院，提示慢性支气管炎急性发作、慢性阻塞性肺气肿。时有尿少，下肢水肿提示慢性肺源性心脏病。颈静脉怒张，两肺呼吸音低，肺底闻及湿啰音，心界不大，心率110次/分，律齐，P_2亢进提示右心衰竭。血气分析示：$PaCO_2$ 50mmHg，PaO_2 45mmHg，pH 7.30提示Ⅰ型呼吸衰竭。

54. A 肺心病患者右心衰竭与感染、低氧血症等因素有关，患者首先给予氧疗提高PaO_2，减轻低氧性肺动脉高压，同时给予适当利尿，多数都可以改善右心功能。如效果差，再考虑毛花苷丙及血管扩张剂。

55. A 患者有慢支急性发作、肺气肿、肺心病、呼吸性酸中毒，低氧血症，首先应选择抗生素、解痉平喘药、祛痰药等治疗基础疾病，并改善通气，如病情加重才需要考虑选用其他方法。

56. A 该患者既往有高血压和糖尿病病史，且超声检查发现双侧颈动脉有多发斑块形成，因此是高危人群。目前的血压控制指南建议对高血压和糖尿病患者，血压控制到<130/80mmHg，以降低心脑血管事件的风险。因此，正确答案为A。

57. C 他汀类药物不宜与吉非罗齐同用，故选项C错误。其他选项均正确。

58. B 根据患者病史及临床表现，考虑为食管癌。食管癌的确诊是要在内镜检查下直接观察病灶的形态，并在直视下做活组织病理学检查。

59. B 食管癌常见的转移途径包括淋巴转移、血行转移和直接蔓延。其中，淋巴转移是最常见的一种方式。在淋巴系统中，食管癌最常转移至胸导管周围和腹膜后淋巴结，而左锁骨上区域淋巴结也是一个常见的受累部位。该患者年龄较大，有进行性吞咽困难和消瘦等症状，且体格检查发现左锁骨上可扪及质硬淋巴结，应高度怀疑存在恶性肿瘤。据此，确诊为食管癌，并且根据病理学特征和临床表现，淋巴转移是最可能的转移方式。

60. C 患儿食欲不振、恶心、呕吐，活动减少，尿黄，伴有发热症状，出生时注射过乙型肝炎疫苗，抗-HBs阳性，不考虑急性乙型肝炎。

61. A 由于患儿接种过乙型肝炎疫苗，且抗-HBs阳性，暂不考虑急性乙型肝炎的可能。因此，不需要进行乙肝五项检查。

62. B 若单纯为病毒性肝炎，ALT 860U/L，Tbil 158.5μmol/L均明显升高，治疗原则应以保肝、降酶、退黄为主要目的，恢复正常肝功能，防止重型肝炎发生。

63. B 该患者属于肺结核易感人群，有咳嗽2~3周以上、咯血、午后潮热、消瘦等肺结核临床表现，右上肺呼吸音略低，未闻及干湿啰音，符合右上肺结核诊断。

64. C 胸片检查对诊断最有帮助

65. E 痰中找到结核杆菌可确诊肺结核。

四、案例分析题

66. A 患者半年前登山时出现心前区疼痛，为压迫样，持续1~2分钟并向左肩、左背放射，停止活动自行缓解。以后每当劳累和工作紧张均可诱发，含硝酸甘油可缓解，可诊断为冠心病，稳定型心绞痛。1个月前心前区疼痛发作频繁并加重，发作时间较前延长，轻微活动就可诱发，含硝酸甘油效果欠佳。可诊断为不稳定型心绞痛。查体：BP 200/120mmHg，结合冠心病病情，诊断为高血压Ⅲ级，很高危。

67. ABE 不稳定型心绞痛是由于冠脉内的粥样硬化斑块发生破裂、溃疡或出现血栓形成，导致冠状动脉部分或完全阻塞，从而引起心肌缺血和痛苦感。此时，产生痛觉的直接因素是血管痉挛和缺氧，症状比较剧烈且难以缓解。而稳定型心绞痛则多由冠状动脉狭窄引起，心肌缺血通常是由于心肌耗氧需求增加导致的，症状相对轻微，可以通过休息或药物缓解。

68. E 选项E中所提到的发作前有血压高、心率快的特点并不是不稳定型心绞痛的临床特点，因此，正确答案是E。

69. AB 根据患者的症状和检查结果，可以初步怀疑不稳定型心绞痛，并伴有高血压。选项C、D、E和F都是支持这一诊断的依据。而选项B所提到的胸痛频繁和持续时间延长，并没有提供最可靠的信息来支持或排除其他疾病的诊断。选项A指示患者为中老年男性，是冠心病、高血压的好发人群，仅为背景信息。

70. E 在急性心绞痛发作期间，高血压可能会增加心肌耗氧量，进一步恶化病情。因此，需要对高血压症状进行积极控制、平稳控压。其他选项均为处理急性心绞痛的常规措施。正确答案是E。

71. C 急性上呼吸道感染是鼻腔、咽部或喉部急性炎症的总称。主要包括普通感冒、病毒性咽炎和喉炎、疱疹性咽峡炎、咽结膜热、细菌性咽－扁桃体炎。患者主要症状为鼻塞、流涕伴咽痛、咳嗽，体温轻度升高，查体未见明显阳性体征。这提示患者可能是急性上呼吸道感染。其他选项的症状和体征均不符合患者情况，应予排除。

72. ABCDEF 急性上呼吸道感染常见的病原体为病毒，A是关键选项，B、C、D、E、F几种病毒均可引起急性上呼吸道感染。

73. CD 急性上呼吸道感染常见的病原体为病毒，少数为细菌感染，根据该患者血常规结果，考虑病毒感染，不需要使用抗菌药物，因此A、E、F均不正确。抗病毒药物，由于患者病程已超过2天且无明显发热，也无需使用。给予对症治疗即可，C是关键选项。

74. A 患者为年轻女性，慢性腹痛，突出特点是反酸、夜间痛和黑便史，提示十二指肠球部溃疡可能性最大。慢性胃炎和功能性胃肠病一般无夜间痛和黑便，慢性胰腺炎和胆石症的支持点不多，故优先考虑十二指肠溃疡的诊断。

75. A 首选的检查是胃镜，能直观了解胃和十二指肠的情况。钡餐能诊断上消化道疾病，但是并非首选。C和D对于诊断胃泌素瘤有帮助，大便隐血试验可了解有无合并消化道出血，但不能直接明确诊断消化性溃疡。

76. ABE 有空腹痛，是十二指肠溃疡的常见临床表现，选项A正确。因为胃酸分泌旺盛，进食后可中和胃酸，而在空腹时胃酸刺激溃疡部位引起疼痛，选项F不正确。幽门螺杆菌感染是十二指肠溃疡的主要病因，约有90%的患者为幽门螺杆菌阳性，选项B正确。前壁溃疡穿孔相对于后壁溃疡穿孔更为常见，选项C不正确。血清胃泌素水平显著升高是胃泌素瘤的特点，与十二指肠球部溃疡无关，选项D不正确。十二指肠球部溃疡发生癌变的机会较小，选项E正确。

77. ABCE 患者为年轻女性，血小板降低，无脾大，考虑血小板减少性紫癜。进一步可行骨髓穿刺了解血小板生成情况。年轻女性还要注意排查结缔组织病等继发因素导致的血小板下降，患者同时有尿蛋白阳性，提示系统性红斑狼疮的可能。所以抗核抗体、抗 ENA 抗体谱、抗磷脂抗体的检查有助于原发病的诊断。虽然肾脏穿刺活检病理对诊断有意义，但目前血小板低，属于肾脏穿刺的禁忌。胸腹 CT 对于疾病确诊的意义不大，但对于评估病情有帮助。

78. C 患者为年轻女性，伴发多系统损害，有血液系统及肾脏改变，有免疫学异常（抗核抗体阳性，抗 dsDNA 抗体阳性等），系统性红斑狼疮诊断明确。

79. A 患者系统性红斑狼疮诊断明确，且有血液系统及肾脏受累，考虑狼疮肾炎的诊断也是明确的，应积极予糖皮质激素 + 免疫抑制剂治疗。

80. B 幼儿急疹由人类疱疹病毒 6、7 型感染引起，其特点：高热，体温在 39 ~ 40℃，持续不退；在发热 3 ~ 5 天后热度突然下降，皮肤出现玫瑰疹。

81. E 选项 A 为风疹时的淋巴结表现；选项 C 为白血病时的淋巴结表现；选项 D 为正常淋巴结表现；选项 E 为幼儿急疹时的淋巴结表现；选项 F 为川崎病时的淋巴结表现。

82. C 幼儿急疹出疹后发热一般不再反复，皮疹亦无明显痒感，不需要特殊治疗。

83. D 猩红热起病急骤，发热、咽峡炎、病后 2 日内出疹，表现为在充血的皮肤上有鲜红皮疹。血常规检查以白细胞、中性粒细胞升高为主，有时胞质中可见中毒颗粒。

84. ADE 猩红热皮疹特征为全身弥漫性鲜红色皮疹和疹后脱屑、“杨梅舌”、口周苍白圈等。在皮肤皱褶处如腋窝、肘窝、腹股沟部可见皮疹密集呈线状，称为“帕氏线”。退疹后无色素沉着。Stimson 线、Koplik 斑为麻疹的特异性表现。

85. AD 猩红热首选青霉素治疗，必要时给予丙种球蛋白，患儿隔离至症状消失后，咽拭子培养连续 3 次阴性或发病后 7 天。目前尚无有效的主动免疫。中药清热解毒疗效尚不明确。

86. AB 根据高血压分级标准及难治性高血压诊断标准（包括利尿剂在内 3 种或 3 种以上降压药物足量使用仍不达标）。

87. BC 难治性高血压指同时服用足量三种或三种以上药物（包括一种利尿剂），血压仍然控制不理想。难治性高血压中继发性高血压占有的比例较高。

88. ABCDEF 治疗难治性高血压除了药物之外应综合管理。

89. ABD 患者考虑诊断为良性前列腺增生症，门诊应该进行泌尿系 B 超、尿流率检测及尿常规检查。

90. F 根据检查结果，考虑患者同时伴有膀胱结石、泌尿系统感染，抗感染治疗是泌尿系统感染的主要治疗手段。结合该患者 B 超检查结果，应先采取抗感染治疗后再行手术治疗处理前列腺增生及膀胱结石。

91. ABC 患者术前还应进行血常规检查、肾功能检测及上尿路 B 超检查，以进一步了解患者的一般情况及上尿路有无病变。

92. ABCDEF 病史及体征提示可能为慢性阻塞性肺疾病、呼吸衰竭和肺性脑病，动脉血气分析用以确定是否为呼吸衰竭和呼吸衰竭的类型。患者入院时发热，考虑合并感染，胸部 CT、血常规、痰培养有助于感染病情的评估。血液生化是对内环境的检查，如肝肾功能、电解质等。由于慢性呼吸道疾病病史长，不排除肺心病，心电图可作为初步的检查。

93. BCDEF 患者已嗜睡，不能配合无创机械通气，而且咳痰，需要气道保护，不适合采用无创通气。可以采用呼吸中枢兴奋剂增加通气量，争取尽快行有创机械通气。抗感染、改善通气和低流量吸氧以及糖皮质激素治疗则是慢阻肺急性加重期的主要治疗方法。

94. ABDF 肺性脑病的发生是由于肺通气功能障碍导致缺氧和高碳酸血症对中枢产生影响，其治疗主要是依靠支气管扩张药，减轻气道阻塞，改善通气，而不能依靠长期应用呼吸中枢兴奋药，后者的不恰当应用，会增加呼吸做功，加重氧的消耗。镇静催眠药会抑制呼吸，加重通气功能障碍。慢性Ⅱ型呼吸衰竭氧疗只能采用持续低浓度吸氧。

95. ABFG 患者为围绝经期女性，月经增多已有5年，下腹部可触及质硬包块，妇检子宫体积明显增大，如孕11周，表面不平，质硬，提示子宫肿瘤。子宫肌瘤是女性生殖系统最常见的良性肿瘤，根据月经量增多及查体表现，考虑子宫肌瘤（A项）可能性最大。宫颈口见一黄豆大小赘生物，红色质软，无接触性出血，考虑宫颈息肉（B项）可能性大。患者有月经量增多5年，伴头晕、乏力，月经经期由5天延长至8天，月经量增多，异常子宫出血是指与正常月经的周期频率、规律性、经期长度、经期出血量中的任何一项不符，源自宫腔的异常出血，因此异常子宫出血（F项）也为可能诊断。入院查体面色口唇苍白，实验室检查示血红蛋白58g/L，提示重度贫血（G项）。子宫肉瘤（C项）、子宫内膜癌（D项）、葡萄胎（H项）、绒毛膜癌（I项）均可有异常出血表现，但多可影响月经周期；子宫可增大，但多为子宫均匀增大、质地软。子宫颈癌（E项）可有宫颈呈糜烂样改变，但增生组织多质地脆，有接触性出血表现。

96. ACFGH 该患者为围绝经期女性，月经量增多，子宫明显增大。妇科检查子宫明显增大，表面不平，质硬，活动，无压痛，双附件未触及异常，伴异常子宫出血，盆腔包块主要考虑与子宫增大相关的疾病进行鉴别。应主要考虑与妊娠子宫（A项）、子宫肉瘤（C项）、子宫内膜癌（F项）、子宫颈癌（G项）、子宫腺肌病（H项）等相鉴别。妇科检查提示基本可以排除卵巢肿瘤（B项）、卵巢子宫内膜异位囊肿（D项）、盆腔炎性包块（E项）等。

97. ABCFGI 患者临床表现与妇检提示子宫肿瘤可能性大，为进一步明确诊断，应行彩超检查（F项）以了解子宫形态学、子宫内膜的厚度及附件有无异常。妇检见宫颈柱状上皮异位样改变，可完善宫颈TCT检查（G项）排除宫颈上皮内瘤变或子宫颈癌。患者子宫明显增大，并因经量过多致继发性重度贫血，考虑为子宫肌瘤，有手术指征，需要手术治疗，需完善血型（A项）、心电图（B项）、尿常规（C项）、凝血功能（I项）等术前检查。SCCA（D项）用于子宫颈癌的诊断、预后判断与病情发展监测，暂可以不做，如TCT有问题，应进一步检查SCCA。性激素六项检测用于评估卵巢功能，患者48岁，月经周期规律，暂无需行性激素六项检测（E项），以节省患者医疗费用。PET－CT（H项）价格昂贵，用于恶性肿瘤的检查，此例暂无必要做。

98. EG 根据患者的影像学检查，考虑多发性子宫肌瘤。患者实验室检查提示重度贫血，应予输血纠正贫血（G项）。

患者因月经过多导致继发性重度贫血，肌瘤多发性，TCT提示LSIL，且患者48岁，无生育要求，最佳治疗方案为全子宫切除术（E项）。因为安排准备行全子宫切除术，该患者不需要对LSIL另外行特殊处理。

99. ABCDEFG 全子宫切除手术是有风险的，围手术期有可能发生并发症。子宫位于盆腔中央，前为膀胱，后为直肠，毗邻输尿管、结肠等重要器官，宫旁有子宫动静脉，卵巢旁有卵巢动静脉，因此行全子宫切除术时，存在术中出血（A项），以及损伤周围脏器如膀胱、肠道、输尿管（C，D，E项）等的风险。术后可以出现肺部感染（B项），可由反复导尿或持续导尿引起泌尿系感染，或因阴道不洁，如滴虫性阴道炎、细菌性阴道病等所致术后阴道残端感染，进而上行至盆腔感染。腹壁切口感染也是常见的感染类型，常在术后第4~5天因存在不能解释的发热，检查腹壁切口发现切口发红、变硬而确诊。腹部手术后有可能发生肠梗阻（F项），多因腹部手术后麻痹时间较长所致，常发生于术后48~72小时，也有腹膜炎继发的麻痹性肠梗阻。早期粘连所致的部分性或完全性肠梗阻多发于术后第5~6天，至8~12周可形成致密的纤维粘连使肠管包绕其中，导致延期肠梗阻。（G项）长期卧位易患深部血栓性静脉炎，约75%下肢深静脉血栓发生于术后24h，常发生在小腿部，也可发生在大腿或盆腔中，老龄、肥胖、某些药物（绝经后激素替代治疗、口服避孕药）是诱因，需要加以防范。

100. ABCDEFGH 期待治疗即定期随访观察（A项），不需要特殊处理，主要适用于：①无症状的子宫肌瘤；②近绝经期女性，期待绝经后肌瘤可以自然萎缩。口服避孕药（B项）可以缓解部分患者与肌瘤相关的月经过多，原理可能是使内膜萎缩，且并不引起子宫体积的增大。对肌瘤引起的月经过多，左炔诺孕酮宫内节育器（C项）可有效减少阴道出血量并升高血细胞比容。GnRH－α（D项）长期应用可造成低雌激素状态，带来副作用，且停药后肌瘤体积迅速恢复，所以多在术前3~6个月使用，可使肌瘤体积缩小，配合口服铁剂，有效减少阴道出血，并使血红蛋白上升至正常水平，这样就增加了微创手术的可能性，减少了术中输血的可能。米非司酮（E项）为孕激素受体拮抗剂，可以减少肌瘤相关的阴道出血，提高生活质量，减小肌瘤体积，控制肌瘤增长速度；但长期应用可能会引起内膜病变。子宫动脉栓塞术（F项）后可阻断肌瘤的供应血管，达到肌瘤的去血管化；正常子宫肌层有较完善的血管交通支，而供应肌瘤的血管是一个独立的新生血管网，没有储备的交通支。此外，肌瘤细胞分裂程度相对活跃，对缺氧的耐受力较差。缺血缺氧最后导致肌瘤平滑肌细胞变性坏死，肌瘤细胞总数明显减少，瘤体萎缩，从而缓解或消除肌瘤引起的一系列临床症状。射频消融术（G项）可使子宫肌瘤细胞发生不可逆性坏死，而坏死组织与周围边界清楚，同时射频又可降低肌瘤细胞雌孕激素受体的表达。高强度聚焦超声热疗（H项）治疗子宫肌瘤一方面直接作用于瘤体，使其凝固变性、萎缩或消失，另一方面使肿瘤营养血管发生完全性坏死，从更多环节彻底阻断肿瘤营养血管的再生，从而抑制肿瘤的增生；同时高温还能破坏肌瘤细胞膜上的激素受体，降低其对激素的敏感性，也有利于控制子宫肌瘤增长。

全真模拟试卷（二）答案解析

一、单选题

1. C 全科医疗强调应用家庭动力学、人际关系学、咨询和心理治疗等专业技能。同时，它强调以人为中心、家庭为单位、社区为范围的医疗服务，并提供连续性、综合性、协调性、个体化和人性化的医疗专业服务。因此，选项C最不符合其特点，其他选项都能较好地描述全科医疗。

2. B 全科医疗的服务对象不限于某个人，而是整个家庭乃至整个社区。全科医疗的服务对象不只是患者，还包括健康人和不良生活方式的人群。因此，选项B是正确答案。

3. E 健康教育的目的是促使人们改变不健康的行为并自觉地建立有益于健康的行为，从而预防疾病，增进健康。因此其目标人群是全人群。

4. D 青春期妇女保健应采取乳房保健、营养指导、心理卫生指导、个人卫生指导和性教育等措施。选项D接种疫苗预防疾病，不属于青春期妇女保健内容。

5. D 肺心病引起右心房肥大，心电图表现为P波尖锐高耸（肺性P波）。肺心病是由慢性肺源性疾病引起的心血管系统疾病，常常导致右心室和右心房的负荷增加，导致右心房扩张和肥大。心电图检查通常显示出肺性P波，即P波的振幅大、呈尖峰形。

6. A 钩端螺旋体病是由钩端螺旋体属微生物引起的急性人畜共患传染病，主要通过患者或动物的血液、尿液等体液传播。目前治疗钩端螺旋体病的首选药物是青霉素G，特别是在病程早期使用效果更佳。红霉素、四环素、氯霉素等也可用于治疗，但其敏感性较差，不适宜作为首选药物。链霉素对于大部分钩端螺旋体仍然是敏感的，但其毒副作用较大，容易导致耳毒性和肾毒性等不良反应，因此不推荐作为首选治疗药物。

7. A 因痰液在呼吸道停留时间太长，细胞可发生自溶或变性而结构不清，因此做细胞学检查以上午9～10时留痰最好；观察痰液分层情况，可用少量苯酚防腐；如不能及时送检，可冷藏，但不宜超过24小时。

8. B 静脉尿路造影（IVU）可以了解分侧肾功能、病变程度与范围，对肾结核治疗方案的选择必不可少，选项B正确。CT对中晚期肾结核能清楚地显示扩大的肾盏肾盂、皮质空洞及钙化灶，三维成像还可以显示输尿管全长病变，选项A不正确。MRI水成像对诊断肾结核对侧肾积水有独到之处。在双肾结核或肾结核对侧肾积水静脉尿路造影显影不良时，CT、MRI有助于确定诊断，选项C不正确。逆行肾盂造影可以显示病肾空洞性破坏，输尿管僵硬，管腔节段性狭窄且边缘不整，选项D不正确。B超简单易行，对于中晚期病例可初步确定病变部位，选项E不正确。

9. E 室性期前收缩特征：提前出现的QRS波，波形宽大畸形，T波方向与主波方向相反；室性期前收缩与前面的搏动之间配对间期恒定；室性期前收缩很少能逆传心房，从而影响窦房结，故常出现完全性代偿间歇；室性期前收缩可孤立或规律出现，形成二联律或三联律。P波与提前出现的 QRS 波无关。

10. E 肺栓塞是指嵌塞物质进入肺动脉及其分支，阻断组织血液供应所引起的临床和病理生理综合征。慢性肺梗死可有咯血，咳黏稠暗红色血痰。

11. C 血清总胆红素（Tbil）的正常参考值为 3.4～17.1μmol/L。

12. C 糖化血红蛋白是红细胞中的血红蛋白与血清中的糖类相结合的产物，它通过缓慢、持续及不可逆的糖化反应形成，由于红细胞寿命为 120 天，故可以反映前 2～3 个月平均血糖水平。

13. D 对于单纯心跳骤停的婴儿和儿童患者，采用 15∶2 的胸部按压与通气比率是一个合理的选择。在进行双人心肺复苏时，两名抢救者可以互相配合协作，保证胸部按压和通气之间的交替进行，以提高心肺复苏质量和患者预后。值得注意的是，在实际操作中，还应根据具体情况灵活调整胸部按压和通气的比率，以达到最佳效果。

14. B 左心衰竭时，肺循环淤血表现为：①呼吸困难是最早、最常见的症状，最初为劳力性，以后出现夜间阵发性，端坐呼吸，心源性哮喘；②咳嗽，咯白色泡沫样痰，有时呈粉红色；③疲倦，乏力；④体征可为心率加快，心尖部可闻及舒张期奔马律，相对性二尖瓣关闭不全的收缩期吹风样杂音，两肺底可闻及湿性啰音。

15. C 引起慢性肺源性心脏病的病因包括：支气管肺部疾病，胸廓运动障碍性疾病，肺血管疾病等，慢性阻塞性肺疾病为最常见病因。慢性支气管炎并发阻塞性肺气肿导致慢性肺部疾病，长期存在的呼吸道炎症和气流受限会导致肺动脉高压。随着肺动脉高压的持续存在，可以影响右心功能和结构，出现右心室肥厚和扩张，最终形成慢性肺源性心脏病。而支气管哮喘、支气管扩张、肺结核、慢性弥漫性肺间质纤维化等呼吸系统疾病也可能导致肺动脉高压和慢性肺源性心脏病，但相比之下，慢性支气管炎并发阻塞性肺气肿更为常见。

16. B 喹诺酮类药物对儿童骨骼发育有影响，不宜用于婴幼儿。

17. E 急性呼吸窘迫综合征（ARDS）的临床表现以进行性呼吸困难和顽固性低氧血症为特征。

18. B 慢性粒细胞白血病（慢粒）是一种发生在多功能造血干细胞的恶性骨髓增生性疾病（获得性造血干细胞恶性克隆性疾病），发展较缓慢，自然病程数年。慢粒的整个病程可分为三期：慢性期、加速期和急变期。脾大是慢粒最显著的体征，往往就医时已达脐或脐以下，质硬，常有明显的切迹。血常规白细胞持续增高，常超过 $20 \times 10^9/L$ 可达 $100 \times 10^9/L$ 以上。

19. A 消化性溃疡引起的瘢痕性幽门梗阻会导致胃内容物无法正常通过幽门进入十二指肠，从而引起食欲下降、恶心、呕吐等症状。其中，呕吐是最典型的表现，特别是在进食后，呕吐更加明显，大量呕吐后症状可以改善，呕吐物含发酵的酸性宿食。其次，由于食物滞留在胃内，还可能导致腹胀和脱水等症状，但不一定每个患者都会出现，因此这些症状并不典型。消瘦和贫血是营养不良或长期失血后才会出现的症状，不能作为判断瘢痕性幽门梗阻的依据。

20. C 女婴新生儿乳腺肿块是因母体雌性激素影响所致，是正常生理状态，无需处理，可自行消退。

21. E 老年患者，有脱水的诱因及脱水的表现，尿糖强阳性，尿酮体弱阳性，则高渗性非酮症糖尿病昏迷的可能性最大。

22. B 患者轻度黄疸，白蛋白/球蛋白比例倒置［正常为（1.5～2.5）：1］，提示肝功能受损，突然发生昏迷，首先考虑肝性脑病。

23. A 胃溃疡疼痛多为餐后痛；十二指肠溃疡疼痛多为午夜痛和饥饿痛。

24. C 根据患者的临床表现及结肠镜检查结果，最可能的诊断为溃疡性结肠炎。①左下腹痛2个月：溃疡性结肠炎多有轻至中度腹痛，为左下腹或下腹隐痛，亦可累及全腹。常有里急后重，便后腹痛缓解。②黏液脓血便：溃疡性结肠炎活动期可有腹泻及黏液脓血便。③结肠镜检查结果：溃疡性结肠炎内镜下可见黏膜血管纹理模糊、紊乱或消失，充血、水肿、易脆、出血及脓性分泌物附着；病变明显处见弥漫性糜烂和多发性浅溃疡。

25. D 进行性吞咽困难是食管癌的典型症状，先是难咽干的食物，继而是半流质食物，最后水和唾液也不能咽下。患者上消化道钡餐造影示食管中段黏膜紊乱，管壁僵硬，管腔狭窄，支持食管癌的诊断。

二、多选题

26. AD 结核性胸膜炎是由结核分枝杆菌感染引起的一种疾病，其主要表现为胸膜肥厚、渗出和积液。除了抗结核治疗外，减轻胸膜肥厚也非常重要。胸腔内注入抗结核药物只适用于特殊情况下的治疗，对于大部分患者并不适用。胸腔内注射糜蛋白酶、尿激酶等药物，可能会带来出血等副作用，并且在治疗胸膜肥厚方面的疗效也有限。口服糖皮质激素是减轻胸膜肥厚最重要的措施之一，能够有效地减轻炎症反应，促进胸膜炎症的吸收和愈合。反复胸腔穿刺抽液可以减少积液，减轻胸膜肥厚。对于结核性胸膜炎患者来说，除了抗结核治疗外，胸腔穿刺抽液也是一种重要的治疗手段。

27. CDE C选项（缩窄性心包炎）缩窄的心包限制双侧心室的正常活动，会导致静脉压升高，心输出量下降，体循环淤血，出现门静脉高压性腹水。D选项（肝硬化）是导致门静脉高压性腹水的常见原因之一。在肝硬化的过程中，肝脏组织受损，并逐渐变得纤维化和硬化。这会导致血液流经肝脏的速度减慢，引起门静脉高压和腹水形成。E选项，门静脉血栓形成阻塞了血液循环并增加了门静脉的压力，这可能会导致门静脉高压性腹水形成。

28. ABC A选项，非对称性局限性心室肥厚，即心肌在不同区域的肥厚程度不同或部分地突出，为肥厚型心肌病的特征。B选项，病变处心肌回声增强，由于心肌肥厚和结构改变导致心肌的回声增强。C选项，左心室流出道梗阻，是肥厚型心肌病的一种并发症，在左心室流出道位置会出现狭窄或堵塞，使血液无法顺畅流动。D选项，全心腔明显扩大通常见于扩张型心肌病等其他心脏疾病而不是肥厚型心肌病。E选项，心内膜增厚和回声增强通常不是肥厚型心肌病的典型超声表现。综上所述，正确答案为ABC。

29. ABCDE 根据消化性溃疡患病的时间和病变严重程度可出现特殊溃疡，其治疗效果差，并发症多。包括：胃十二指肠复合溃疡、幽门管溃疡、十二指肠球后溃疡、老年人溃疡及儿童期溃疡、难治性溃疡、巨大溃疡。

30. BCDE 肺结核是由结核分枝杆菌引起的慢性肺部感染性疾病。

31. AE 三级预防旨在对患者采取及时的治疗措施，防止疾病恶化，预防并发症和病残。因此，选项A和E是正确的。选项B是二级预防的内容，选项C和D是一级预防的内容。

32. CE 社区卫生服务中的第一级预防采取各种措施以控制或消除致病因素对

健康人群的危害。具体措施包括建立和培养良好的生活方式、保持良好的心理状态、合理营养、平衡膳食、创造良好的劳动条件和生活环境、适量的体育锻炼等。因此，选项C和E是属于第一级预防的措施，而其他选项均属于特殊预防，不是第一级预防的内容。

33. ACDE 临床预防服务包括健康咨询、健康筛检、免疫接种、化学预防和预防性治疗等内容。其中，健康咨询旨在通过有针对性的健康教育，提高患者自我保健意识，并制定改变不良健康行为的计划。健康筛检通过快速简便的试验检查，将人群中可能患病或有健康缺陷者识别出来。免疫接种可提高个体或群体的免疫水平，预防传染性疾病。化学预防通过使用药物、营养素、生物制剂或其他天然物质，提高人群抵抗疾病能力以预防某些疾病的发生。预防性治疗则通过应用一些治疗手段，预防疾病进展或发展为另一较为严重的疾病。因此，选项ACDE是正确的。诊断治疗不属于临床预防服务的内容。

34. ABCD 根据题目内容，家庭与健康密切相关。家庭的饮食、生活行为习惯会影响健康，例如高盐饮食、好吃肥肉等不良饮食习惯，缺乏运动，紧张行为等。婚姻状态也会影响家庭氛围和子女的健康成长。家庭对成长过程中的患病和伤害也有直接的影响，如父母防范意识淡薄导致意外事件和安全伤害的发生，父母照顾不良导致儿童尿床等问题，以及家庭环境和教养对人格障碍的影响等。经济状况对健康的影响也很明显，特别是对年龄较小的儿童影响更大。最后，家庭关系不良会对身心健康产生严重影响，如家庭暴力会导致子女身心憔悴，出现多种行为问题。因此，选项ABCD是正确的。社会地位虽然与健康相关，但与家庭健康关系不直接，因此选项E不是正确答案。

35. ABCD 根据题目内容，家庭访视通常有四种类型。评估性家访是对家庭进行评估，常用于有家庭问题或心理问题的患者及对老年患者家庭环境的考察。连续性家访是为慢性病患者提供连续性的照顾，或需要定期随访。急诊性家访是处理紧急事件的家庭访视。随机性随访是医生的意向及追踪的家庭访视。预防性家访不是常见的类型，因此选项E不是正确答案。

36. CD 社区卫生诊断包括社会人口学诊断、流行病学诊断、行为与环境诊断、教育与组织诊断以及管理与政策诊断。行为与环境诊断是指对社区居民关于慢性病的知识、态度、行为现状以及自然环境、工作和生活环境等方面进行的诊断。因此，选项C和D属于行为与环境诊断的内容。

37. BD 居民健康档案的内容包括封面、个人基本资料、健康问题目录、长期用药清单、病情流程表、问题描述及进展记录、转会诊记录、居民健康档案信息卡和以预防为导向的记录等内容，因此选项A、C、E都是居民健康档案的内容。而选项B“家庭评估资料”是家庭健康档案的内容，不属于居民健康档案的内容；选项D“社区卫生服务资源”是社区健康档案的内容，也不属于居民健康档案的内容。

38. AD 社区健康档案是对某一特定地区或人群的卫生与健康情况进行全面、系统和动态记录、分析和评价的工具，其主要包括四个方面的内容：社区基本资料、社区卫生服务资源、社区卫生服务状况和社区居民健康状况。其中，社区基本资料包括社区行政区域、社区人口学特征、社区经济状况等信息。社区卫生服务资源则包括社区卫生服务的机构数、各机构的隶属关系、各机构的负责人、各机构的管辖范围和服务人口数、各机构的卫生人力资源状况等信息。社区卫生服务状况则涉及社区卫生保健需求、社区卫生服务的利用和社区卫生资源等方面的信息。社区居民健康状况包括疾病构成和疾病谱、死亡构成和死亡谱、婴儿死亡率、5 岁以下儿童死亡率、孕产妇死亡率、平均期望寿命、主要疾病的发病率或患病率、主要疾病的伤残率和病死率、低体重出生儿比例、母乳喂养儿比例、儿童营养不良比例、吸烟率和人均吸烟量、饮酒率和人均酒精消耗量、吸毒及性行为紊乱的比例等信息。因此，选项 A、D 属于社区健康档案的内容。

39. ABCD 全科医生进行质量管理评价时，需要考虑患者的整体情况，包括诊断质量、用药质量、综合治疗效果、预防保健效果和康复服务等方面。疾病病因学分析和基础研究对于全科医生来说也很重要，但并不属于质量管理评价的范畴。因此，选项 E 不是正确答案。

40. ABCD 全科医疗在卫生保健系统中主要定位于基层医疗，其作用包括预防、治疗、康复和保健等。全科医生通过贯彻预防为主的方针，促进亚健康状态的人群向健康转化，避免疾病的发生；通过综合性照顾，提供持续性照顾，以医疗、训练和心理等各种方法促进患者躯体功能、心理状态、适应能力的恢复，使其重返社会，提高生活质量。而全科医学在急救方面的作用相对较小，因此选项 E 不属于正确答案。

41. ACD 初级卫生保健的含义：①从居民的需要和利益来看：初级卫生保健是一种必不可少的、人人都能享有和充分参加的、费用为国家和人民负担得起的卫生保健。②从技术方法上看：是切实可行的、学术上可靠的、为社会和社区的个人及家庭所乐于接受的卫生保健。③从它在卫生工作中的地位和作用来看：初级卫生保健为全体居民提供最基本的卫生保健服务，是最基层的卫生保健组织，是卫生系统的核心部分，是卫生保健最基础的工作。④从政府部门的职责和任务来看：初级卫生保健是各级政府的重要职责，是各级政府全心全意为人民服务、关心人民健康的重要体现。是各级政府组织有关部门和社会各界人士参与卫生保健的有效形式。⑤从社会经济发展来看：初级卫生保健是社会经济发展的重要组成部分，是社会主义精神文明建设的重要内容，是城乡社会保障体系的重要组成部分。因此选项 A、C、D 都是正确答案。

42. ABD 初级卫生保健的原则包括：合理布局，社区参与，预防为主，适宜技术，综合利用。因此，选项 A、B、D 都是正确答案。

43. AB 慢性阻塞性肺疾病（COPD）引起的呼吸衰竭，早期可表现为Ⅰ型呼吸衰竭，随着病情逐渐加重，肺功能愈来愈差，可表现为Ⅱ型呼吸衰竭，主要病理机制为通气/血流比例失调和弥散功能障碍。

44. ABCD 慢性阻塞性肺气肿一般早期体征不明显。随着病情的发展，严重肺气肿者可见胸廓前后径增加，肋间隙丰满，外观呈桶状，呼吸运动减弱。触诊语颤减弱或消失。叩诊呈过清音。心浊音界缩小或不易叩出，肺下界和肝浊音界下移。听诊示心音遥远，呼气相延长，呼吸音普遍减弱，并发感染时肺部可闻及干、湿啰音。如剑突下可见心脏搏动，该处心音较心尖部明显时，提示已有右心受累的可能。

45. ABC 肺癌早期无异常征象，当肺癌肿块阻塞支气管时，排痰不畅，远端肺组织发生感染，受累的肺段或肺叶会出现肺炎征象及段或叶的局限性肺气肿。若支气管管腔被癌肿完全堵塞，可产生相应的肺叶或一侧全肺不张。当癌肿发展到一定的大小，可出现肺门阴影。所以选项ABC正确。

46. ABE 伴有完全性房室传导阻滞时，采用电复律属于禁忌。所以选项A错误。伴有严重血流动力学障碍的室性心动过速采用心内膜心室起搏属于无效治疗，应积极给予转复心律的治疗，如采用直流电复律。所以选项B错误。当心动过速伴有明显心力衰竭时，应选用对心肌收缩无或很小抑制作用的药物。维拉帕米有明显的负性肌力作用，选用胺碘酮较为合适。所以选项E错误。频发多源室性早搏、出现R－on－T现象时，首选利多卡因静脉注射是正确的。所以选项C正确。窦性心动过缓伴有室性早搏可选用阿托品，当心室率加快后，部分患者的室性早搏可自行消失。所以选项D正确。因此本题的正确答案为ABE。

47. BCD 扩张型心肌病多以充血性心力衰竭的症状起病，其与缺血性心肌病都是在心肌纤维化的基础上，出现心室扩张，心肌收缩力降低，常合并各种心律失常。但是扩张型心肌病的患者无心绞痛、心肌梗死的病史。

48. AE 低血钾使钾离子顺电子梯度由胞内向胞外转移增多，导致肠壁静息电位负值增大，与阈电位差值增大，引起兴奋性降低，肠壁收缩减弱，易诱发中毒性巨结肠。钡剂灌肠检查也易诱发中毒性巨结肠。

三、共用题干单选题

49. E 该患者的贫血属于自身免疫性溶血性贫血。根据实验室检查结果，该患者出现了贫血、网织红细胞增多、白细胞正常、血小板正常的情况，这可能与溶血有关。再结合Coombs试验阳性，可诊断为自身免疫性溶血性贫血（AIHA）。AIHA是一种自身免疫性疾病，其特点为机体产生抗红细胞自身抗体，导致红细胞被破坏。

50. D 溶血性贫血时，外周红细胞减少，骨髓代偿性增生，严重时可出现晚幼红细胞。

51. C 温抗体型自身免疫性溶血性贫血中部分致敏红细胞被巨噬细胞破坏后形成球形红细胞。

52. A 初发劳力性心绞痛：简称初发型心绞痛，指患者过去未发生过心绞痛或心肌梗死，而现在发生由心肌缺血、缺氧引起的心绞痛，时间尚在1～2个月内。有过稳定型心绞痛但已数月不发生心绞痛的患者再发生心绞痛时，有时也归入本型。

53. B 心绞痛的分级，Ⅰ级：一般体力劳动不受限，仅在强、快或长时间用力时发生心绞痛；Ⅱ级：一般体力活动轻度受限；Ⅲ级：一般体力活动明显受限；Ⅳ级：一切体力活动都引起不适，静息时可发生心绞痛。

54. E 硝苯地平控释片适应证为：①高血压；②冠心病慢性稳定型心绞痛（劳力性心绞痛）。不稳定型心绞痛（初发型）不能使用硝苯地平控释片。

55. B 该患者最可能的诊断是原发免疫性血小板减少症（ITP）。该患者表现为反复出现四肢紫癜3年，感冒时尤甚，检查结果显示PLT $30 \times 10^9/L$，明显低于正常范围，同时PAIgG升高，提示自身免疫反应参与其中。这种情况下，原发免疫性血小板减少症的诊断比较符合临床表现和实验室检查结果。原发免疫性血小板减少症是指因不明原因导致机体对血小板产生自身免疫反应，而引起的一种紫癜性出血倾向性疾病。在原发免疫性血小板减少症中，抗血小板抗体可结合于血小板表面，促进其被脾清除，从而引起血小板减少和出血。而过敏性紫癜多伴有其他过敏表现；单纯性紫癜无血小板减少；血友病男性多见，且常见出血部位与本病不同；慢性弥散性血管内凝血多为血栓、微循环障碍等方面的表现，临床表现不同于本病。

56. B 本病首选治疗为糖皮质激素。

57. A ITP 的二线治疗：①重组人血小板生成素（rhTPO）或非肽类 TPO 类似物：艾曲泊帕、海曲泊帕等。其他药物治疗：长春新碱，环孢素 A：主要用于难治性 ITP 的治疗。其他如环磷酰胺、霉酚酸酯、硫唑嘌呤。②抗 CD20 单克隆抗体（利妥昔单抗）：推荐剂量为 $375mg/m^2$，每周 1 次静脉滴注，共 4 次。一般在首次注射 4～6 周内起效。③脾切除术。

58. B 根据患者的临床表现和检查结果，最可能的诊断是急性糜烂出血性胃炎。吲哚美辛是一种非甾体抗炎药，长期或过量使用可能导致胃黏膜损伤。患者口服吲哚美辛后出现胃部疼痛和黑色成形便，以及大便潜血阳性，提示胃黏膜出血。结合患者的年龄、既往无胃病病史以及血红蛋白水平下降，最可能的诊断是急性糜烂出血性胃炎。消化性溃疡（选项 A）通常与长期使用非甾体抗炎药物或胃酸分泌异常有关，但本例中患者仅服用吲哚美辛数片后出现症状，与消化性溃疡不符合。

59. E 对于出血的胃病患者，内镜检查是首选的检查方法。内镜能够直接观察胃黏膜的情况，确定出血的原因和部位。X 线钡餐（选项 A）对于出血的胃病患者来说不够敏感，不能直接观察黏膜。腹部 B 超（选项 B）主要用于检查肝、胆、胰、脾等腹腔器官，不适用于胃部出血的诊断。选择性动脉造影（选项 C）一般用于紧急情况下无法确定出血部位的患者。放射性核素检查（选项 D）对于胃出血的诊断不够敏感。

60. A 对于急性糜烂出血性胃炎的治疗，首选的措施是质子泵抑制剂。质子泵抑制剂可以抑制胃酸分泌，减轻对胃黏膜的刺激。对于出血较多或失血较严重的患者，可能需要输血。氨甲苯酸（选项 B）和 6－氨基己酸（选项 C）为止血药物，不是首选的治疗方法。紧急输血（选项 D）可能适用于出血量过多导致严重贫血的患者，但不是首选治疗措施。血管升压素（选项 E）在胃部出血的治疗中并不常用。

61. C 该患者的临床表现提示可能为风湿热，需要进行相关实验室检查以供参考。抗核抗体、抗链球菌溶血素“O”、血 C－反应蛋白和心电图等检查都可以用于风湿热的诊断。但是膝关节 X 线片对风湿热的诊断无意义，风湿热主要影响心脏、关节、皮肤和中枢神经系统等，但并不会导致关节结构改变。因此，选项 C 是无意义的。

62. D 该患者的临床表现提示可能为风湿热。风湿热是一种由链球菌感染引起的全身性疾病，主要表现为发热、关节炎、心脏炎和中枢神经系统病变。在本例中，患者先出现了上呼吸道感染的症状，随后出现了发热伴双膝关节疼痛、肿胀，心悸、气短等症状，符合风湿热的典型表现。其他选项如原发性干燥综合征、系统性红斑狼疮、风湿性关节炎和类风湿关节炎等与该患者的具体病情不符。

63. B 导致风湿热的细菌是 A 组乙型溶血性链球菌。

64. B 患者有发热、腹痛、腹泻、里急后重、排脓血样大便等症状，粪便镜检可见大量脓细胞或白细胞（>15 个/HP）及红细胞，且有不洁饮食史，考虑为急性细菌性痢疾。细菌性痢疾是由志贺菌引起的肠道传染病，其特点为发热、腹痛、腹泻，常伴有里急后重。此外，粪便检查可以发现白细胞增多及脓血便。肠炎、食物中毒和霍乱均不具备该病的典型表现，而伤寒虽然也会出现发热、腹痛和腹泻，但其病程较长，且粪便检查中白细胞计数一般不高。

65. D 大便培养出痢疾杆菌为确诊依据。

四、案例分析题

66. D 该患者有心前区疼痛、无力、气短症状，伴随晕厥发作史。体格检查和心电图、二维超声心动图结果均提示梗阻性肥厚型心肌病。且家族中有类似病史支持该诊断。

67. A 梗阻性肥厚型心肌病是以左心室或右心室肥厚为特征，常为心肌非对称性肥厚并累及室间隔，左心室充盈受阻，舒张期顺应性下降为基本病态的心肌病，故正确答案是A。肥厚型心肌病为常染色体显性遗传。

68. B 使用增强心肌收缩力的药物不是治疗梗阻性肥厚型心肌病的手段。梗阻性肥厚型心肌病的治疗措施主要包括控制心脏相关风险因素的生活指导，维持正常窦性心律和防止心动过速，减轻左心室流出道狭窄和抗室性心律失常，并弛缓肥厚心肌、逆转心肌肥厚、改善左室舒张功能、预防猝死和提高患者的长期生存率等。β受体拮抗剂是梗阻性肥厚型心肌病的一线治疗药物，非二氢吡啶类钙通道阻滞剂也具有负性变时和减弱心肌收缩力的作用，可改善心室舒张功能，对减轻左心室流出道梗阻也有一定治疗效果。

69. E 梗阻性肥厚型心肌病的杂音特点是凡影响心肌收缩力、改变左室容量及射血速度均可使杂音强度发生变化。使用β受体拮抗剂、取蹲位、举腿等使心肌收缩力下降或左心容量增加均可使杂音降低。含服硝酸甘油片或做Valsalva动作，使左心容量减少，或增加心肌收缩力，均可使杂音增强。因此，正确选项是E。

70. ADEF 患者反复咳嗽、咳痰15年，气促3年，加重1周。患者15年来，每年咳嗽、咳痰达3个月以上，于冬春季节转换时多发。嗜吸烟，每日1盒（40余年），病史符合慢性支气管炎急性发作的诊断，至于是否有气流受限，需进行肺功能检查，因此A、D为可能诊断，是关键选项。另根据患者查体有缺氧、呼吸衰竭及肺心病失代偿的表现，因此E、F也为可能的诊断。

71. DEF 慢性支气管炎是导致慢性阻塞性肺疾病的主要原因，但并不是所有的慢性支气管炎都会发展到慢性阻塞性肺疾病。当肺功能检查有持续气流受限时，就为慢性阻塞性肺疾病，根据 FEV_1/FVC 为55%可确定该患者有持续气流受限，因此D项诊断成立。另根据患者胸片、血气分析检查结果E、F项诊断也可以明确。

72. ABCEF 该患者的诊断为慢性阻塞性肺疾病急性发作并Ⅱ型呼吸衰竭、肺心病。血常规示感染，因此根据急性发作期的治疗原则，除D项会加重患者Ⅱ型呼吸衰竭外，其余均应给予。

73. ABCE 糖皮质激素主要用在慢性阻塞性肺疾病急性发作期，减轻气道的炎症、水肿，一般使用5~7天，好转后不能够长期口服激素治疗，因此F项不正确。该患者为Ⅱ型呼吸衰竭患者，因此D项也不应该给予。A、B、C、E均为预防慢性阻塞性肺疾病反复急性发作的措施。

74. ABDFG 患者中年男性，有20年饮酒史，巩膜黄染，肝大，腹水，入院常规检查应包括肝功能和血常规；因患者有肝大、腹水，故腹部B超和诊断性腹腔穿刺可明确有无肝脏占位和腹水性质，是渗出性提示合并腹腔感染，漏出性提示低蛋白、门静脉高压导致，而如果是血性腹水，则提示肝癌可能性大，故这两项也是优先检查。AFP对于肝脏疾病患者也是常规检查项目。而胃镜和肝穿刺活检属于有创检查，只有在评估了患者的病情，生命体征稳定的情况下再根据需要选择，不是优先考虑的，除非患者合并有急性上消化道出血，再进行紧急胃镜检查。

75. AB 患者转氨酶升高，轻度黄疸，低蛋白血症，血常规提示三系减少，考虑肝硬化失代偿期可能性大，乙肝是我国肝硬化的首因，在完善病毒性检查前不能排除。而患者有长期饮酒史，酒精肝诊断也不能排除。其他选项为干扰选项，目前无相应结果提示。

76. F 患者AFP升高，腹穿为血性腹水，高度提示肝癌可能。

77. ABCFH 该患者突发上腹痛、呕吐胃内容物，并出现发热伴腹胀，上腹压痛，提示可能存在急性胰腺炎。因此，首要进行血电解质检查，以排除电解质紊乱的影响。同时还需要进行血常规检查，以评估是否存在感染或其他炎症的迹象。还需要进行血、尿淀粉酶检查，以辅助胰腺炎诊断。胸腹联合透视可以排除气胸和膈下游离气体等情况。心电图检查也是必须的，以进一步评估患者的病情。X线胃肠钡餐检查在急性胰腺炎的急诊诊断中并不常用，因此不是优先考虑的检查项目。

78. DGH 根据患者病史及疼痛向右肩放射，主要考虑胆石症、胆囊炎诱发急性胰腺炎的可能。

79. CFGH 胆石症、胆道感染、急性胰腺炎治疗主要是积极补充液体以维持有效血容量，同时抗感染、禁食、胃肠减压等。

80. A 根据患儿的临床表现和实验室检查结果，以及同学中有类似症状的患者，其最可能患的疾病是水痘（选项A）。水痘是由水痘－带状疱疹病毒引起的急性传染病，常见于儿童。典型症状为发热、头痛和出疹，皮疹呈红斑疹、丘疹、疱疹、脓疱疹等不同形态，多先出现于躯干和头面部，然后扩散到四肢近端。呈向心性分布，2～3天迅速结痂。丘疹样荨麻疹多见于婴幼儿，皮疹多分布于四肢，不形成疱疹，不结痂。带状疱疹多见于成人，多无明显发热，沿某神经支配的皮肤呈带状排列。麻疹、风疹以斑疹、丘疹为主，不形成疱疹。

81. DE 将疱疹部刮取标本行染色检查，可查见多核巨细胞和核内包涵体。水痘－带状疱疹病毒的特异性IgM抗体或双份血清IgG抗体效价升高4倍以上，有诊断意义。取疱疹液接种于人胚成纤维细胞，可分离出病毒。风疹患者可检测血清中的RV IgM抗体。流行性腮腺炎患者用补体结合试验或ELISA法检测血清中NP的IgM抗体，猩红热患者咽拭子或脓液培养分离出A组溶血性链球菌。

82. DEF 水痘治疗以对症治疗为主。保持皮损处清洁，防止继发细菌感染。可选用阿昔洛韦或阿糖腺苷抗病毒治疗。疱疹局部用阿昔洛韦软膏涂抹。皮肤瘙痒者可用炉甘石涂擦。为控制传染源，隔离患儿至皮疹全部结痂为止。主动免疫需接种水痘减毒活疫苗。

83. B 该患儿发热、咳嗽3～4天后出现皮疹，伴结膜炎及口腔黏膜斑，符合麻疹诊断，同时合并有气急、鼻扇、发绀、双肺湿啰音及心率快，心音低钝，肝大等肺炎及心力衰竭的表现。

84. F 患儿为麻疹合并肺炎及心力衰竭，拟立即住院治疗，控制心力衰竭。

85. E 麻疹患儿有并发症时应住院治疗，控制心衰及治疗肺炎。

86. D 吸气性呼吸困难为肺炎的表

现，并非神经系统症状。

87. C 患者表现为胸痛、喘憋、大汗，伴有血压低和双肺呼吸音粗、细湿啰音，临床怀疑为心源性胸痛，需要进一步检查明确诊断并进行治疗。常用的检查包括心电图（ECG）、血液生化检查、胸部X线检查、心脏超声等。该患者首先应进行ECG检查，以确定是否存在心脏方面的问题，如心肌缺血或心律不齐等。如果ECG显示异常，可以再进行其他检查来进一步明确诊断。

88. A 该患者表现为胸痛、喘憋、大汗，伴有血压低和双肺呼吸音粗、细湿啰音，ECG检查示 $V_1 \sim V_5$ 导联ST段抬高0.1～0.3mV，提示急性心肌梗死可能性较大。其他疾病如主动脉夹层、肺栓塞、张力性气胸、胃溃疡等通常不表现为心电图ST段抬高的特征。不稳定型心绞痛是一种缺血性心脏病，但其ECG通常表现为T波倒置、ST段下降等缺血性变化，而非ST段抬高。因此，考虑该患者最可能的疾病是急性广泛前壁心肌梗死。

89. ABCDEF 在急性心肌梗死的诊断和治疗中，除了ECG检查外，还需要进行心肌酶或肌钙蛋白（TNT或TNI）等生化指标的检测，以评估心肌损伤的程度和范围。TNT或TNI是目前最常用的心肌坏死标志物，可用于早期诊断和预后评估。急性心肌梗死患者由于体内凝血和纤溶系统处于活化状态，易发生血栓栓塞等并发症。因此，在治疗过程中需要定期检测凝血四项及D－二聚体，并根据检测结果确定抗凝治疗方案。C、D、E选项虽不是首选检查，也是基本项目。

90. ABCDEF 患者急性广泛前壁心肌梗死诊断明确，除一般治疗、药物治疗外，应尽早行再灌注治疗，必要时可辅以主动脉内球囊反搏（IABP）治疗。

91. C 患者呈大细胞性贫血，且有黄疸，间接胆红素升高，网织红细胞明显升高，脾大，考虑为溶血性贫血。

92. ABCDEF 本例患者表现为进行性贫血，合并黄疸和尿胆原阳性，且为溶血性贫血可能，因此应进一步检查以确定溶血性贫血的类型。溶血性贫血的辅助检查项目包括Coombs试验、补体测定、免疫学指标（ANA、dsDNA、抗ENA、ANCA、ACL等）、冷凝集素测定、酸溶血试验、尿Rous试验、红细胞渗透脆性试验、血红蛋白电泳、G－6－PD活性测定、骨髓穿刺涂片，必要时骨髓活检病理学检查等。CD55、CD59测定是诊断阵发性睡眠性血红蛋白尿（PNH）的关键检查，本例中由于存在溶血性贫血的表现，需要选择此项检查，以排除PNH的可能性。

93. B 患者考虑自身免疫性溶血性贫血可能性大，首选的治疗为糖皮质激素。

94. ABD 该病例符合类风湿关节炎（RA）诊断，RA诊断标准中除晨僵、关节炎及类风湿结节外，还包括相关抗体及影像学检查。

95. E 类风湿关节炎常用药物包括：非甾体抗炎药、传统改善病情的抗风湿药（DMARDs）、生物DMARDs、糖皮质激素及植物药等。初始治疗必须应用一种DMARDs。该患者中青年女性，早期出现关节变形，建议联合两种DMARDs药物。

96. C 生物制剂的不良反应就是易引起感染和结核，该患者的表现符合结核性胸膜炎。

97. DF 在使用生物制剂时，若出现活动性结核，则应停用生物制剂，并予抗结核治疗。

98. ABCD 该患者属于典型的支气管哮喘急性发作。根据支气管哮喘急性发作期的处理原则，首先应进行哮喘严重程度的评估，根据该患者的临床表现，应考虑为重度发作，因此应给予A、B、C、D四项处理。而支气管哮喘的急性发作期，不推荐吸入黏液溶解剂。黏液溶解剂不仅无明显效果，而且由于痰液的膨胀，还可加重咳嗽和气道阻塞。支气管哮喘急性发作期也不主张使用镇静剂，尤其支气管哮喘的重度和危重度发作，病情本身可使患者嗜睡或意识模糊，而镇静剂的使用可加重患者神志和意识改变，使病情进一步加重（除非在机械通气情况下，可考虑使用）。

99. ACDF 患者渐出现意识模糊，血气分析提示Ⅱ型呼吸衰竭，提示该患者为危重度的发作。因此，应考虑密切监护，转ICU病房行机械通气治疗，同时注意补液。通气过度或不足均不利于哮喘的控制，另外患者本身存在CO_2潴留，有呼吸性酸中毒可能，机械通气改善通气过度时，又易造成医源性呼吸性碱中毒及代谢性碱中毒，因此应注意酸碱平衡。该患者为危重度的发作期，而吸入长效β_2受体激动剂起效慢，不宜在短时间内重复使用，因此，不应选B。机械通气患者的吸氧浓度选择，应根据血氧情况调整，因此F正确。

100. ABCDE 该题考察哮喘急性发作控制后于非急性发作期的处理。根据哮喘非急性发作期的处理原则，应对该患者的病情进行评估，根据评估级别进行治疗。当哮喘控制至少3个月时可逐步降级治疗，确定最佳治疗方案，以较少用药量维持长期的缓解；如果达不到有效控制应分析原因，考虑升级治疗。油漆为患者过敏原、上呼吸道感染为哮喘常见的诱因，均应尽量避免。另外对于哮喘的治疗要有长期打算，与医生建立伙伴关系。学习评价和监测哮喘严重度是患者健康教育的重要内容。哮喘患者肺功能的改变为可逆性，非发作期氧合功能正常，无需长期氧疗。

全真模拟试卷（三）答案解析

一、单选题

1. B 全科医疗强调应用家庭动力学、人际关系学、咨询和心理治疗等专业技能，并且为社区的全体居民提供以人为中心、家庭为单位、社区为范围的连续性、综合性、协调性、个体化和人性化的医疗专业服务。因此，选项 B 最能描述其特点，其他选项都不准确。

2. D 健康教育和健康促进是两个不同的概念。健康教育是指向人们传递有关健康知识和技能的过程，以鼓励他们采取积极健康的行为。健康促进则是一种综合性的、跨学科的方法，旨在提高整个群体的健康水平，并通过有效的公共卫生政策、社会动员和支持健康行为来实现这一目标。因此，选项 A 和 B 都是错误的。选项 C 也不正确，健康促进比健康教育内涵更广泛。选项 E 也是错误的，健康教育不仅关注健康知识的传播，而且也十分强调人们行为的改变。因此，最符合题意的答案是 D。

3. B 全科医疗的服务范围包括基本医疗（日常健康维护、短期内可危及生命或致重残的疾病、老年慢性病、女性生育和计划生育等）、基本公共卫生服务（城乡居民健康档案管理服务、预防接种服务、孕产妇健康服务、高血压患者健康管理服务等）和健康管理（了解健康、对健康及疾病风险评估、进行健康干预）。因此，选项 B 是正确答案。

4. C 足月儿消化道面积相对较大，有利于吸收。而胃呈水平位，贲门括约肌发育较差，幽门括约肌发育较好，易发生溢乳和呕吐。

5. B 妊娠期血浆增加多于红细胞增加，血液稀释，出现妊娠生理性贫血。

6. D 产后体温多在正常范围内，选项 A 不正确；产后宫缩痛多于产后 1～2 日出现，持续 2～3 天自然消失，多见于经产妇，选项 B 不正确；产后 1 周内皮肤排泄功能旺盛，排出大量汗液，称为褥汗，选项 C 不正确；产后 10 天子宫已降至骨盆腔内，选项 E 不正确。

7. E 老年人运动要遵循适宜、循序渐进、持之以恒、自我监控等原则，但不宜进行过于剧烈的运动。剧烈运动可能会给老年人的身体健康带来风险，例如心血管系统负荷过重等。因此，选项 E 不属于老年人运动要遵循的原则。

8. D 社区合理用药标准：合理用药既可充分发挥药物疗效，又可避免或减少不良反应的发生。原则为：①明确诊断，针对适应证选药，还应排除禁忌证。②根据药物的药效学和药动学特点选药。③了解和掌握影响药物作用的各种因素。用药必须个体化，不能单纯公式化。④对因、对症治疗并举。⑤对患者的治疗负责，密切观察用药后的反应，及时调整剂量或更换药物。药品选择应该基于医生明确的病情诊断和药物的禁忌证，选项 D 正确。

9. C 组织损伤时，细胞内的钾释放，使血钾增高。

10. D 超声心动图是诊断先天性心脏病的首选方法。

11. B 二尖瓣脱垂时，心脏听诊心尖区或其内侧可闻及收缩中晚期喷射样喀喇音。因此选项 B 正确。室壁瘤形成时心音减弱，心电图ST段持续抬高，选项A不正确。二尖瓣狭窄特征性的杂音为心尖区舒张中晚期低调的隆隆样杂音，选项C不正确。主动脉瓣关闭不全可闻及舒张期杂音，为一高调递减型叹气样杂音，舒张早期出现，坐位前倾位呼气末明显，向心尖区传导，选项D不正确。室间隔穿孔可闻及胸骨右缘第3、4肋间收缩期杂音，选项E不正确。

12. E 上消化道大出血的病因很多，最常见的是消化性溃疡。据统计，消化性溃疡引起的上消化道大出血约占80%以上。其他病因包括急性糜烂出血性胃炎、食管胃底静脉曲张破裂、胃癌、胃淋巴瘤等。

13. D 肝内胆汁淤积如毛细胆管型病毒性肝炎、药物性胆汁淤积、原发性胆汁性肝硬化、妊娠期复发性黄疸等可引起胆汁淤积性黄疸。中毒性肝炎、酒精性肝病、钩端螺旋体病和遗传性球形红细胞增多症等疾病则不会导致胆汁淤积性黄疸。

14. C 病毒性心肌炎是由病毒感染引起的心肌炎症，其确诊需要基于多种指标。在这些指标中，心肌组织内病毒的检出是最为直接和可靠的方法。通过心肌活检等操作可以获得心肌组织样本，并进行病毒核酸检测、免疫组化等，以确定是否存在病毒感染。而其他选项如血清柯萨奇B组病毒IgG/IgM检测、血肠道病毒核酸阳性、血C－反应蛋白水平增高等，虽然也具有一定的参考价值，但都不能单独用于病毒性心肌炎的确诊。因此，正确答案是C。

15. D 在室颤时，没有心动周期和QRS波，因此应该立即进行非同步电除颤。正确的方法是使用360J的电能量进行除颤。如果需要，可以在除颤前静脉推注肾上腺素将细颤变为粗颤。对于双相波电除颤，选择150～200J的能量；而单相波电除颤则应选择360J的能量。如果第一次除颤失败，应继续进行胸外按压和人工通气，并在约2分钟后进行5个周期的心肺复苏后再次分析心律，必要时再次除颤。每次除颤的能量应相当，并且有需要时可以考虑提高能量。

16. E 超声心动图对诊断梗阻性肥厚型心肌病有重要意义，可显示室间隔的对称性增厚。①舒张期室间隔与后壁的厚度之比≥1.3，室间隔运动低下。②有梗阻的病例可见室间隔流出道部分向左室内突出，二尖瓣前叶在收缩期前移（SAM），主动脉瓣在收缩期呈半关闭状态。③彩色多普勒可以了解杂音起源及梗阻前后的压力差。

17. D 急性呼吸窘迫综合征是由肺内原因和/或肺外原因引起的，以顽固性低氧血症为显著特征的临床综合征。临床表现多呈急性起病、呼吸窘迫以及难以用常规氧疗纠正的低氧血症等。急性呼吸窘迫综合征所致顽固性低氧血症的主要机制是肺内分流（最主要）和弥散功能障碍。

18. E 血清游离胆红素增多是血红蛋白分解代谢增高反映红细胞破坏加速的证据，故为溶血的直接证据。

19. A 急性胰腺炎的早期诊断对于治疗和预后有重要的意义，其中最常用的检验指标是血、尿淀粉酶。由于胰腺炎发生时，胰腺内的淀粉酶被释放到血液中，因此血清淀粉酶水平通常会升高。血清淀粉酶在起病后6～12小时开始升高，48小时开始下降，持续3～5天，血清淀粉酶超过正常值3倍可考虑诊断为本病。此外，在急性胰腺炎患者的尿液中也可检测到淀粉酶的存在，因此尿淀粉酶的检测也具有一定的临床价值。其他选项中，血白细胞可以反映患者的炎症程度，但在急性胰腺炎的早期可能并不敏感；血清脂肪酶可以作为胰腺损伤的指标，但其水平变化的时间较晚，不能用于早期诊断；血糖和血钙在急性胰腺炎中也可能出现异常，但它们并不是特异性的指标，不能单独作为诊断依据。

20. E 根据病史、查体和检查结果，最可能的诊断是病毒性心肌炎，该患者有类似流感的症状，心界不大，听诊心脏未发现明显异常杂音或附加音，但心电图示室性期前收缩并有血清肌钙蛋白升高，这些表现提示存在心肌损伤。此外，年轻男性患者罹患扩张型心肌病的情况相对较少，而急性心肌梗死通常伴随有典型的胸痛，本例患者没有提及胸痛的症状，因此排除了B和C选项。感染性心内膜炎和急性心包炎虽然也可出现心律失常和血液学异常，但病史和查体未见典型的心内膜炎及心包炎表现，如皮肤出现圆形红斑、指甲周围出现小点状出血等，因此排除A和D选项。综上所述，最可能的诊断是病毒性心肌炎。

21. E 颈段、胸上段食管癌因周围结构复杂，应采取单纯放疗。患者肿瘤位于食管距门齿20cm处，即胸上段食管癌，故应采用放疗。另考虑到患者的年龄，手术等创伤性治疗可能会增加手术相关并发症的风险，因此放疗可能更适合这类患者。

22. A ①近期有不洁的饮食史：急性菌痢通常由于摄入被污染的食物或水引起。②发作性腹痛、恶心、呕吐、腹泻：这些是急性菌痢的典型症状，通常在发病后1～3天内出现，病程3～6天。③体温升高：轻型菌痢多无全身中毒症状，体温可正常或稍高，重型菌痢可有寒战、高热等表现。④粪便异常：轻型菌痢的粪便为黄色糊状或水样，带有少量黏液，重型菌痢的粪便可以含有血液和脓液。其他一些疾病也可以引起腹痛、恶心、呕吐、腹泻和发热等症状，如急性阑尾炎、急性胰腺炎和急性胆囊炎等。但是，这些情况通常具有不同的临床特征和病史，因此在此情况下不太可能是最可能的诊断。

23. D 根据患者的临床表现和X线钡剂灌肠检查结果，最可能的诊断是克罗恩病。①右下腹痛、便秘1年：这是克罗恩病的常见症状，通常伴有腹泻、腹胀等消化系统症状。②X线钡剂灌肠检查发现回肠末端及升结肠起始部纵行溃疡及鹅卵石征，病变呈节段性：这些都是克罗恩病的典型表现，病变通常为不规则的长段性炎症，可穿透全层肠壁并形成溃疡，也可出现狭窄、憩室等。③PPD试验阴性：这有助于排除肠结核的可能性。其他一些疾病也可以引起右下腹痛、便秘和肠道炎症，如肠结核、阿米巴病、结肠癌等。但是，根据X线钡剂灌肠检查结果和临床表现，克罗恩病是最可能的诊断。

24. D 患者突发右上腹阵发性绞痛，有类似发作史，出现黄疸表现，无肌紧张，考虑诊断为胆总管结石。①餐后突发右上腹阵发性绞痛伴恶心2天：这是胆总管结石的典型症状之一，通常在进食后数小时内出现，可持续数分钟至数小时。②尿色呈浓茶样：这是由于胆红素代谢产物从肝脏排出，经过肾脏后进入尿液中造成的。③既往有类似发作：胆总管结石常常具有反复发作的趋势，每次发作的严重程度和持续时间可能不同。④急性病容，巩膜黄染：这些是黄疸的体征，提示患者的肝功能受损。⑤右上腹深压痛，无肌紧张：这是胆总管结石的体征之一，但并非所有患者都无肌紧张。其他一些疾病也可以引起右上腹痛、恶心和黄疸等症状，如急性胰腺炎、急性胆囊炎和胆总管囊肿等。但是，根据患者的临床表现和查体结果，胆总管结石是最可能的诊断。

25. D 根据患者的临床表现及结肠镜

检查结果，最可能的诊断为溃疡性结肠炎。①左下腹痛 2 个月：溃疡性结肠炎的常见症状之一，通常伴随着腹泻等消化系统症状。②腹泻，大便为黄稀便，时有黏液血便，3 次/天：这些也是溃疡性结肠炎的典型症状，反映了肠道黏膜受损和炎症反应。③直肠、乙状结肠黏膜弥漫充血、水肿，粗颗粒样改变，多发糜烂及浅溃疡：这些是溃疡性结肠炎的典型结肠镜检查表现。其他一些疾病也可以引起类似的症状，如结肠癌、克罗恩病、慢性结肠炎和肠结核等。但是，根据患者的症状、体格检查及结肠镜检查结果，溃疡性结肠炎是最可能的诊断。

二、多选题

26. BCD 前庭神经元炎是一种良性疾病，为感染后出现的突发性的严重眩晕，最初为持续性的，而后为阵发性的。可能为病毒感染，病变部位在前庭神经元。眩晕首次发作较严重，多伴发恶心、呕吐，出现持续眼震。持续时间一般较短，数天内逐渐恢复。一般无耳聋或耳鸣。所以 A、E 选项错误，正确答案应该是 BCD。

27. ABCDE 扩张型心肌病全心扩大，左心室的扩张程度较明显。室壁运动弥漫性减弱，这是扩张型心肌病最重要的超声特征之一。室壁一般不厚，与肥厚型心肌病相比，扩张型心肌病患者的室壁不会出现明显的肥厚。扩张型心肌病表现为心脏各腔室扩大，运动普遍减低，呈弥漫性，而且瓣膜活动度变小。左心室收缩功能减低，是扩张型心肌病的另一个主要超声表现。综上所述，正确答案为 ABCDE。

28. ABCDE 溃疡性结肠炎根据病变范围可分为直肠炎、直肠乙状结肠炎、左半结肠炎、右半结肠炎、全结肠炎及倒灌性回肠炎。

29. ABCDE 细菌性痢疾是由痢疾杆菌感染引起的肠道传染病，其发病机制主要为致病菌侵入结肠黏膜在固有层繁殖，产生毒素，导致黏液和血液渗出消化道，同时伴随着肠道水分和电解质丧失，从而形成腹泻和腹痛等症状。因此选项 E 正确。细菌数量、致病力以及人体抵抗力均可能影响病情的严重程度，但不能完全决定疾病的发生或发展，选项 A、B、C 也正确。大部分致病菌可被胃酸杀死，少部分痢疾杆菌能够在胃酸的作用下存活一段时间，并在进入小肠后通过运动和黏附来逃避消化液的清除，导致杆菌最终到达结肠，因此选项 D 也正确。综上所述，正确答案为 ABCDE。

30. ABDE 初级卫生保健的基本任务包括：健康促进、预防保健、合理治疗和社区康复。因此，选项 ABDE 都是正确答案。

31. ABCD 慢性肺心病早期主要是肺、心功能代偿期表现。①症状：表现为咳嗽、咳痰、气促，活动后可有心悸、呼吸困难、乏力和劳动耐力下降。少有胸痛或咯血。②体征：可见明显肺气肿体征，如桶状胸，肺叩诊过清音，听诊呼吸音普遍减弱，常可听到干、湿性啰音。右心室虽扩大，但常因肺气肿存在而心浊音界不易叩出，心音遥远。肺动脉瓣区第二心音亢进（此体征也可因肺气肿存在而不明显），提示有肺动脉高压存在。剑突下可见心脏收缩期搏动，三尖瓣区可听到心脏收缩期杂音，听诊剑突下心音强于心尖部，多提示有右心室肥厚和扩大。部分病例因严重肺气肿使胸腔内压升高，阻碍了腔静脉回流，可出现颈静脉充盈；又因膈肌下降，肝下缘可在肋下触及，酷似右心功能不全的体征，但此时静脉压无明显升高，肝脏亦非淤血，前后径并不增大，且无压痛，可予鉴别。慢性肺心病早期肺功能提示为阻塞性通气功能障碍，所以选项 E 错误。故本题应选 ABCD。

32. ABC 支气管扩张治疗咯血：对反复咯血的患者，如果咯血量少，可以对症治疗或口服卡巴克洛（选项 B）、云南白药。若出血量中等，可静脉给予垂体后叶素（选项 A）或酚妥拉明（选项 C）。若出血量大，经内科治疗无效，可考虑介入栓塞治疗或手术治疗。所以选项 ABC 正确。

33. ACDE 张力性气胸病情危急，多见于严重的闭合性胸部损伤，空气来自破裂的支气管或较深、较大的肺裂伤，裂口与胸膜腔相通，呈活瓣状，吸气时活瓣开放空气能进入，呼气时活瓣关闭空气不能排出，胸膜腔内压力进行性升高，很快超过大气压，故又称高压性气胸。患者因伤侧肺被完全压缩，纵隔明显向健侧移位，健侧肺有不同程度的萎缩，腔静脉回流受阻，可迅速出现严重的呼吸循环障碍；此时，胸膜腔顶部常因高压挤破，气体沿纵隔上升至颈部，形成广泛的皮下气肿。临床出现极度呼吸困难、发绀、烦躁不安、或昏迷。气管偏向健侧，伤侧胸部饱满、高度鼓音、呼吸音消失。急救须立即在锁骨中线第 2 肋间用粗针穿刺减压，针管由血管钳固定，针柄缚一乳胶指套，上剪开 1cm，起活瓣作用，任呼吸时胸膜腔内积气排出、待病情稍稳定，再转院行患侧胸膜腔闭式引流术或剖胸探查术。张力性气胸以胸内压增高，纵隔移位为主要表现，扑动比较少见，若是胸膜或肺组织广泛性受损时引起张力性气胸，可有纵隔扑动。所以选项 B 错误。故本题应选 ACDE。

34. ABCE 临床上常见的容易引起QT间期延长的抗心律失常药物包括胺碘酮、索他洛尔、多非利特、奎尼丁、丙吡胺、普鲁卡因胺、溴苄胺、氟卡胺、伊布利特等。阿托品阻滞毒蕈碱受体，可缩短 QT 间期。因此本题应选 ABCE。

35. CE 肥厚型梗阻性心肌病应首先考虑使用 β 受体拮抗剂（选项 A），此为一线治疗用药，有利于防止心动过速，减轻左室流出道狭窄。其次可选非二氢吡啶类钙通道阻滞剂（选项 B）。避免使用增强心肌收缩力和减少心脏容量负荷的药物，如洋地黄制剂（选项 E）、硝酸酯类制剂（选项 C）等，以减少加重左室流出道梗阻。胺碘酮（选项 D）能减少肥厚型梗阻性心肌病阵发性房颤的发作。

36. ABCD 糖皮质激素（选项 A）抑制成骨细胞活性，刺激破骨细胞活性，导致骨质疏松症；质子泵抑制剂（选项 B）减少胃液酸性，使钙吸收减少；过量甲状腺素（选项 C）导致甲状腺功能亢进，加速破骨细胞作用，导致骨质疏松症或骨折；抗癫痫药物（选项 D）可通过诱导肝药酶机制使维生素 D 代谢增加。所以选项 ABCD正确。

37. BCDE 高尿酸血症的诊断：日常饮食下，非同日两次空腹血尿酸水平 > 420μmol/L。如出现特征性关节炎表现、尿路结石或肾绞痛发作，伴有高尿酸血症应考虑痛风。关节液穿刺或痛风石活检证实为尿酸盐结晶可做出诊断。急性关节炎期诊断有困难者，秋水仙碱试验性治疗有诊断意义。

38. ABCD 类风湿关节炎受累关节多见于指、腕、膝、趾关节。

39. AB 强直性脊柱炎无特异性实验室检查指标。类风湿因子阴性，活动期可有血沉增快和 C－反应蛋白升高。90% 左右的患者 HLA－B27 阳性。

40. ABCD 治疗系统性红斑狼疮常用的免疫抑制剂有：环磷酰胺、吗替麦考酚酯、环孢素、甲氨蝶呤。塞来昔布属于 NSAIDs 类药物。

41. AE 干扰素（选项 A）可用于慢性乙型肝炎和丙型肝炎的抗病毒治疗，它主要通过诱导宿主产生细胞因子起作用，在多个环节抑制病毒复制。只要血清 HCV RNA 阳性，无论 ALT 升高与否，均应给予干扰素治疗，联合利巴韦林（选项 E）可提高疗效。

42. ACDE 对下列情况应行广泛的切开引流：①经保守治疗不能控制急性蜂窝织炎的扩散。②口底及颌下的急性蜂窝织炎经积极抗炎治疗无效或有造成窒息可能者。③脓肿形成。④急性蜂窝织炎病变处检查发现捻发音者，提示病变区域产气，需切开引流以预防窒息发生。

43. AC 控制和解除痉挛是治疗破伤风的中心环节。①病情较轻者可给予地西泮、水合氯醛等药物。②病情重者，予氯丙嗪、异丙嗪、哌替啶。③严重抽搐不能控制者可用硫喷妥钠，要警惕喉头痉挛，在已行气管切开的患者中使用较安全。④肌肉松弛剂应在麻醉医师的配合和控制呼吸条件下应用。⑤用药过程中应警惕血压下降。

44. ACDE 破伤风能经口进食者给予高热量、多蛋白、维生素含量高、易消化吸收的流质膳食；张口困难者可用鼻饲，严重者可用全胃肠外营养（TPN），同时纠正并维持水电解质平衡和治疗其他并发症。

45. AD 丹毒与蜂窝织炎的共同临床表现有寒战、高热，局部红肿热痛。丹毒起病时可有头痛、畏寒、发热等症状；局部表现为片状红疹，略高于皮肤，稍肿胀，局部有烧灼样痛。急性蜂窝织炎可伴有畏寒、发热、头痛、乏力、食欲减退等全身症状。浅表的急性蜂窝织炎病变区皮肤出现明显的红、肿、热、痛，局部病变呈暗红色，与周围皮肤界限不清。

46. ABDE 甲状腺癌是一种较常见的甲状腺恶性肿瘤，发病原因可能与放射性损伤、摄碘过量或不足、甲状腺腺瘤以及慢性甲状腺炎癌变、遗传因素等有关。

47. AC 青春期、妊娠期生理性甲状腺肿无需治疗，可多吃含碘丰富的食物，如海带、紫菜等。单纯性甲状腺肿压迫气管、食管、血管或神经引起临床症状时，应尽早手术治疗，可行甲状腺大部切除术。巨大的单纯性甲状腺肿虽没有引起压迫症状，但影响生活和工作，也应予手术。结节性单纯性甲状腺肿继发功能亢进的综合征，或怀疑有恶变的可能，应尽早手术治疗。

48. BCDE 单纯性甲状腺肿是由于缺碘引起的。由于机体从食物和饮水中吸收的碘少，血中甲状腺素浓度降低，腺垂体促甲状腺激素分泌增加，使甲状腺代偿性增生。初期呈弥漫性增大，称为弥漫性甲状腺肿，病变逐渐发展形成许多结节，即结节性甲状腺肿，在此基础上可继发甲状腺功能亢进和癌变。另外，机体对甲状腺素需要量增加，如青春期、妊娠期、哺乳期和绝经期也可发生甲状腺肿。某些药物（磺胺类、硫脲类药物）、食物（萝卜、白菜）以及先天性因素，也可造成甲状腺素合成和分泌障碍，从而引起甲状腺肿。

三、共用题干单选题

49. C ACEI 类药物最常见的不良反应是干咳。

50. A 由于 ACEI 类药物副作用如干咳等不能耐受者，可以改用血管紧张素Ⅱ受体拮抗剂（ARB），如缬沙坦、厄贝沙坦等。

51. E ACEI（血管紧张素转换酶抑制剂）类药物常用于高血压、心力衰竭等疾病的治疗。其给药方法可采取从小剂量开始，逐步加量至目标剂量的方式，因此选项 E 是正确的。

52. D 患者近半年出现进行性厌食，消瘦乏力，伴上腹部不适，近2个月来上述症状逐日加重，出现贫血，大便隐血试验阳性，肝功能受损不明显，首先考虑存在胃部恶性病变。

53. C 根据患者的症状和检查结果，考虑到消瘦、厌食、贫血、血清白蛋白降低、大便隐血试验阳性等表现，提示可能存在胃部恶性肿瘤。而对于胃部恶性肿瘤的诊断，胃镜+活检是目前最常用和最可靠的方法。MRI和B超可以发现内部结构和组织的变化，但对于胃黏膜的直接观察不如胃镜。X线钡餐在胃肿瘤中的确诊价值已被胃镜所代替。CT扫描可以了解肿瘤的位置、大小以及是否侵犯周围组织器官，但不能确定肿瘤的组织学类型，不能作为确诊的唯一手段。因此，胃镜+活检是确诊上述病例最可靠的方法。

54. E 该患者有口腔溃疡，关节痛，蝶形红斑，是系统性红斑狼疮（SLE）的表现，胃肠道表现也可以是SLE的继发病变，需要进行抗核抗体等检查明确有无SLE，行肠镜检查明确有无肿瘤、炎症性肠病等。手术探查对该患者不适宜，手术可能加重病情且不易愈合。

55. C 该患者抗核抗体1∶1000阳性，抗dsDNA抗体阳性，补体降低，符合SLE，故该患者胃肠道病变为SLE继发。

56. B SLE患者出现下肢静脉血栓，多为继发抗磷脂综合征，可有血清抗磷脂抗体阳性，血小板减少。

57. C 抗磷脂抗体（APL）在SLE患者中与血栓形成密切相关。这些自身抗体可导致血小板聚集、凝血酶形成和内皮细胞损伤等反应，从而促进血栓形成。抗SSA抗体通常与干燥综合征等其他结缔组织病相关，抗U1-RNP抗体主要与混合性结缔组织病相关，抗Sm抗体与抗dsDNA抗体则是SLE的标志性抗体。

58. C 患者诊断明确后，首先应该进行的药物治疗是糖皮质激素+抗凝治疗。病情稳定后加用免疫抑制剂。

59. C 患者有尿频、尿急、尿痛等膀胱刺激症状，同时伴发热等全身症状，查体右肾区叩痛，尿常规显示尿中白细胞计数增多，红细胞增多且蛋白阳性，最可能的诊断是急性肾盂肾炎（选项C）。因为患者出现了尿频、尿急、尿痛等膀胱刺激症状，同时伴随发热和右肾区叩击痛，提示炎症累及到了肾脏。尿常规检查也显示尿中白细胞数目增多，提示存在泌尿系统感染的可能性。

60. D 患者目前考虑为急性肾盂肾炎，需要进一步行尿培养来确定感染的病原菌和药物敏感性，以便进行有针对性的抗生素治疗。其他检查也有助于评估病情和指导治疗，但在确定诊断和制定治疗方案方面，尿培养是首选。

61. B 本例考虑是重型急性胰腺炎，患者出现血压低，心率快，考虑休克，血容量不足，首要的治疗原则是建立静脉通道，积极补充液体及电解质，维持有效血容量。

62. B 血清淀粉酶超过正常值3倍可考虑胰腺炎存在，相比其他选项为首选。

63. A 诊断考虑为胰腺癌可能，B超是首选筛查方法，对胰腺癌的诊断有帮助。

64. E 临床上测定碱性磷酸酶主要用于骨骼、肝胆系统疾病的诊断和鉴别诊断，与胰腺癌的关系不大。

65. D 胰腺癌的理想治疗仍以争取手术根治为主。

四、案例分析题

66. ABD 患者有高热、咳嗽、咳少量黄白色黏痰，查体：T 39.5℃，气促，面颊绯红，鼻翼扇动，口角可见单纯疱疹，唇甲发绀，左肺叩诊轻浊音，左下肺呼吸音减低。此时首先确定患者是否有肺部感染及呼吸衰竭存在，应行血常规、血气分析及胸片检查。选项 A，血常规可评估白细胞计数、中性粒细胞比例，以及红细胞计数等指标，有助于判断是否存在感染。选项 B 胸片检查，可以初步评估肺部病变的部位和范围，有利于后续诊疗。选项 D 血气分析可评估患者的氧合和二氧化碳排出情况，以指导进一步的治疗方案。

67. ADE 患者白细胞降低，中性粒细胞比例高，胸片检查提示患者为左下肺炎，血气分析示：Ⅰ型呼吸衰竭，且患者逐渐出现意识模糊，因此 A、E 为可能诊断。选项 D 根据病史也为可能诊断。

68. ABCDEF 对于肺炎的患者，经抗生素治疗后 48 ~ 72 小时应对病情进行评估，如 72 小时后症状无改善，选项 A、B、C、D、E、F 均为可能的原因，需仔细分析，做必要检查，进行相应的处理。

69. BCDEF 经抗生素治疗 72 小时后患者症状无改善，应给予调整抗生素，同时积极寻找病原体（痰培养、痰涂片等），做必要检查（胸部 CT），以进一步明确诊断。目前无口服糖皮质激素的依据。

70. B 根据患者的症状和肠镜检查的结果，出现慢性腹泻，脓血便，直肠黏膜充血水肿、浅溃疡、隐窝脓肿等，可考虑为溃疡性结肠炎。而慢性细菌性痢疾一般表现为发热、腹痛、黏液脓血便；克罗恩病则多见于末端回肠和结肠连接处，常伴有狭窄或梗阻，而不易形成隐窝脓肿；结肠癌和结肠息肉也可以引起腹泻和脓血便，但通常需要其他检查来确诊；肠易激综合征一般没有脓血便等症状，且患者经常会有排便不尽或腹痛等表现。因此，最可能的诊断是溃疡性结肠炎。

71. C 溃疡性结肠炎的病变分布通常呈连续性，多数在直肠、乙状结肠，但也可达到整个结肠。因此，不正确的是 C 选项。其他选项均为溃疡性结肠炎的特点。

72. E 患者病变局限在直肠，且大便每日 2 ~ 3 次，非重度溃结，首选柳氮磺吡啶。

73. ABCE 根据题干主要考虑维生素 D 缺乏性佝偻病的活动期；此时主要实验室检查：血钙已失代偿表现稍降低，血磷明显降低，碱性磷酸酶明显升高。血清 25 -（OH）D_3 是循环中维生素 D 的主要形式，当维生素 D 缺乏时，会导致血清 25 -（OH）D_3 低，进一步导致血清 1，25 -（OH）$_2D_3$低。

74. ACD 远端肾小管性酸中毒是由于远端肾小管泌氢障碍，尿铵及可滴定酸排出减少所致的疾病。其临床特征是高氯性代谢性酸中毒、低钾血症、低钙血症、低磷血症、尿液不能酸化（尿 pH > 6）等。本例患儿尿检钙排出减少，尿磷排出增加。

75. ABCDF 脑瘫为因发育中胎儿或婴幼儿脑部非进行性损伤，导致持续存在的中枢性运动和姿势发育障碍、活动受限综合征，常伴随感觉、认知、沟通、知觉、行为等异常及癫痫发作，脑瘫患儿常伴有孕期、围生期、新生儿期异常病史。所以和题干疾病明显无关，其余选项均是该患儿的鉴别诊断疾病。

76. ABDEF 对于维生素 D 缺乏，一般不主张采用大剂量维生素 D 治疗，治疗原则应以口服为主；长期肌注大剂量维生素 D 容易引起维生素 D 中毒。选项 C 错误，其余选项均是该患儿应采取的治疗措施。

77. ABE C 选项混合喂养配方奶或强化牛奶，钙含量比纯母乳喂养中钙含量相对丰富一些，所以混合喂养的患儿加钙剂量不宜过多。D 选项不需每日加入大量元素钙。

78. D 婴幼儿起病，发热、咳嗽为主要症状，伴腹痛。查体扁桃体肿大，颈部淋巴结肿大，心肺正常，脐周疼痛，但无腹肌紧张和固定压痛点。血常规白细胞计数正常，中性粒细胞减少，淋巴细胞计数相对增高。根据病史、查体及实验室检查诊断为上呼吸道感染伴肠系膜淋巴结炎。

79. E 根据患儿血常规考虑病毒感染可能性大，多为自限性，但需密切观察病情变化并及时降温处理，防止高热惊厥，多饮水和补充维生素 C 等。

80. C 根据患儿血常规考虑病毒感染可能性大，可试用利巴韦林治疗，另需及时对症处理：高热给予退热治疗，如高热抽搐，给予镇静、止惊等处理。

81. H 据患者病史、症状，首先怀疑稳定型心绞痛，故首先应行运动负荷试验进一步明确诊断。

82. G 根据患者病史、症状（1 年间断胸痛，活动时发作，休息可缓解，无近期加重），再结合运动负荷试验结果，故稳定型心绞痛诊断成立。

83. ABCDE 该患者为稳定型心绞痛，暂无需应用低分子肝素。

84. ABEF 根据患者的症状和体征，初步诊断为风湿性心脏病合并主动脉瓣狭窄和关闭不全、心房颤动及心力衰竭。喘憋 12 年，双下肢水肿 1 个月，夜间不能平卧，咳白色泡沫样痰，提示心力衰竭。颈静脉怒张，双肺呼吸音粗，可闻及湿性啰音，心界向左下扩大，HR 72 次/分，心律不齐，胸骨右缘第二肋间可闻及 3/6 级收缩期喷射样杂音，舒张全期可闻及粗糙杂音等体征，提示存在风湿性心脏病合并主动脉瓣狭窄和关闭不全。心房颤动是风湿性心脏病的常见并发症之一，也可能导致心力衰竭。

85. ABCDE ABCDE 均为鉴别诊断，主要鉴别点为杂音的特征。

86. BCD 风湿三项检查了解是否存在风湿活动；BNP 了解心脏功能；心脏彩超了解心脏结构及功能。

87. ABCDE 该患者的诊断考虑为风湿性心脏瓣膜病、主动脉瓣中度狭窄和心房颤动，心衰。对于此类患者，合适的治疗方法包括限制钠盐摄入、在保证血压的基础上应用小剂量利尿药、控制心室率、人工瓣膜置换以及口服抗凝治疗。而激素治疗并不适用于该患者。A 选项限制钠盐摄入，对心力衰竭患者而言，适当限制钠盐摄入可以减轻水肿，降低血容量，有助于改善症状。B 选项保证血压的基础上小剂量利尿，适当的利尿可以减少体液过多，减轻水肿、呼吸困难等症状。C 选项控制心室率，心房颤动患者合并瓣膜病时，需要控制心室率，防止心室早搏和心室颤动的发生。D 选项人工瓣膜置换，对严重主动脉瓣狭窄或二尖瓣反流的患者，可以采用人工瓣膜置换来改善病情。E 选项口服抗凝治疗，在心房颤动患者中，由于血流淤滞、血栓形成风险增加，因此需要口服抗凝药物预防血栓的形成。

88. B 患者青壮年男性，反复出现腰背部疼痛，伴晨僵，活动及口服非甾体抗炎药物可缓解，隐匿发病，符合炎性背痛的诊断标准，考虑强直性脊柱炎的可能性较大。腰椎间盘突出也表现为腰背部疼痛，但活动加剧，休息后可缓解。反应性关节炎主要表现为外周关节炎、尿道炎和肠道炎症，且受累的关节主要是下肢，呈非对称分布的单或少关节炎。类风湿关节炎以女性多见，通常先侵犯手足小关节，且呈双侧对称性，骶髂关节一般不受累，如侵犯脊柱，多只侵犯颈椎，且无椎旁韧带钙化，有类风湿皮下结节，血清类风湿因子常阳性，HLA－B27 常阴性。痛风性关节炎主要累及下肢，多为单关节，常与饮酒、饮食相关，血尿酸高，与活动无关。髂骨致密性骨炎：本病多见于中、青年女性，尤其是有多次怀孕、分娩史或从事长期站立职业的女性。主要表现为慢性腰骶部疼痛，劳累后加重，有自限性。临床检查除腰部肌肉紧张外无其他异常。

89. ABCEF 活动期患者可见红细胞沉降率（ESR）增快，C－反应蛋白（CRP）增高。轻度贫血和免疫球蛋白轻度升高。类风湿因子（RF）多为阴性，但 RF 阳性并不排除强直性脊柱炎（AS）的诊断。虽然 AS 患者 HLA－B27 阳性率达 90%左右，但无诊断特异性。因为健康人也有阳性。HLA－B27 阴性患者只要临床表现和影像学检查符合诊断标准，也不能排除 AS 可能。X 线变化具有诊断意义。AS 最早的变化发生在骶髂关节。X 线片显示骶髂关节软骨下骨缘模糊，骨质糜烂，关节间隙模糊，骨密度增高及关节融合。骨密度检测也有助于诊断及鉴别。

90. E 骶髂关节 CT 在确诊强直性脊柱炎的过程中有重要的辅助诊断意义，CT 显示骶髂关节有炎症，有虫蚀样破坏，有关节间隙改变，比如变窄或关节间隙完全消失。

91. A 非甾体抗炎药对早期或晚期患者均可迅速改善其腰背部疼痛和晨僵、减轻关节肿胀，并增加活动范围，对于中轴关节症状有确切疗效，是 AS 患者治疗的首选药物。柳氮磺吡啶、甲氨蝶呤、沙利度胺及来氟米特均可改善外周关节症状，但对中轴关节症状无效或效果不确切。强烈反对糖皮质激素全身使用来治疗成人 AS。一般仅对于顽固性肌腱末端病和持续性滑膜炎患者局部使用糖皮质激素治疗。

92. AF 患者有发热、咳嗽、胸痛、咳少量黄白色黏痰，查体：体温 T 37.8℃，右中下肺叩诊呈浊音，右中下肺呼吸音明显减弱，右下肺可闻及少许细湿啰音。此时首先确定患者是否有肺部感染存在，应行血常规及胸片检查。

93. A 考虑到患者发热、咳嗽、胸痛等表现以及右中下肺呼吸音明显减弱，右下肺可闻及少许细湿啰音等体征，白细胞计数升高，中性粒细胞比例增加，结合胸片表现，肺炎诊断是最有可能的。患者没有典型的肺结核表现，如咳嗽超过 2 周以上、咳嗽有黏稠痰液、低热、盗汗、乏力、消瘦、食欲不振等。因此，B 选项肺结核诊断不太可能。肺癌也可以引起类似的症状和体征，但这种情况通常需要进一步的 CT 检查来确定病变的性质和范围。D 选项，肺梗死通常会出现突然发生的胸痛和呼吸困难，患者缺氧严重并出现心跳加快等表现，而本例患者呼吸平顺，唇甲无发绀，不太可能为肺梗死。E 选项脓胸通常会出现呼吸困难、胸痛、咳嗽、咳脓痰等症状，而本例患者只有咳嗽和胸痛，不太可能是脓胸。F 选项急性肺水肿：急性肺水肿通常是由于心功能不全引起，患者会出现突然发生的气短、咳嗽、喘鸣、胸闷等症状，但本例患者没有心脏相关的表现因此该项诊断也不太可能。综上所述，患者最可能的诊断是肺炎。

94. ACF 患者经抗生素治疗后病情稳定、好转，发热、咳嗽、咳痰、胸痛症状消失，复查血常规未见异常，胸片示右中下肺病灶大部分吸收，符合肺炎诊断及转归。患者是在社区获得的肺炎，且病灶呈大片状高密度边缘尚清阴影，符合大叶性肺炎表现，经抗生素治疗有效提示为细菌性肺炎。

95. ACD 合格痰标本：漱口后留痰、

深部痰液、2 小时内送检、延迟送检标本应置于4℃保存、保存标本应在24 小时内处理。

96. AC 患者为绝经后长期淋漓阴道出血，可能的疾病应考虑宫颈癌（C 项）及子宫内膜癌（A 项）。萎缩性阴道炎多为绝经较长时间后出现的极少量阴道出血，持续时间短（D 项）；无排卵性异常子宫出血多为围绝经期出现月经周期紊乱，而不是在绝经多年后再发出血（B 项）；急性宫颈炎（E 项）、宫颈癌、宫颈鳞状上皮内病变都可以表现为宫颈糜烂样改变、宫颈肥大、有接触性出血等，但急性宫颈炎还可有分泌物增多及尿路感染症状，鉴别需要依赖细胞学检查；有分泌功能的卵巢癌也可引起绝经后出血表现，但多有附件区包块，伴腹水者腹部查体可有移动性浊音阳性（F 项）。因此对于该患者，首先要考虑宫颈癌和子宫内膜癌。

97. ACG 绝经后阴道出血首先考虑生殖系统肿瘤，故需通过宫颈细胞学检查 + 高危型 HPV DNA 检测排查宫颈病变，通过超声排查子宫体及卵巢病变。检查顺序应该是由无创到有创，除非宫颈有肉眼可见病灶，否则都应该按照“三阶梯”方法进行诊断，首先进行第一阶梯检查，即宫颈细胞学检查 + 高危型 HPV DNA 检测。B、D、E、F 均为有创操作，不宜作为首选项目。

98. B 通过检查，可排除子宫及卵巢病变，主要考虑宫颈来源出血。高危型 HPV（+）合并细胞学检查为 ASC－US 或以上病变，是阴道镜 + 宫颈活检（B 项）的指征。

99. D 除特殊人群外 HSIL 均应给予处理，不可进行随访观察，其中 CINⅢ级累及腺体需与浸润癌相鉴别，需通过宫颈锥切术确诊，其后再决定治疗方案。

100. ABCD 该患者的诊断为宫颈癌Ⅰ A1 期（间质浸润 < 3mm）。如该患者无淋巴脉管间隙浸润行筋膜外全子宫切除术（A 项），有淋巴脉管间隙浸润者行改良广泛性子宫切除术 + 盆腔淋巴结清扫术（B 项）或考虑前哨淋巴结活检术（C 项），全身情况不适宜无法耐受手术者可行放疗（D 项）。术后 2 年内，每 3 个月随访 1 次。

全真模拟试卷（四）答案解析

一、单选题

1. C 全科医学是一门综合性的临床医学学科，定位于基层卫生保健领域，是一个广度上的医学专科，强调整体性的临床思维方法，并高度重视服务艺术。因此，选项 C 不符合全科医学的特点。

2. A 健康促进的活动领域包括：①制定促进健康的公共政策；②创造健康支持环境；③加强社区行动；④发展个人技能；⑤调整卫生服务方向。改善小区绿化环境，以鼓励他们参加体育锻炼，属于健康促进中的“创造健康支持环境”。

3. B 根据全科医疗服务范围中的“健康管理”部分，健康管理包括三个步骤：第一步是了解健康，收集健康状况的信息；第二步是对健康及疾病风险评估，并制订个性化健康干预措施；第三步是进行健康干预，鼓励和帮助被管理者纠正不健康的行为和习惯，控制健康危险因素，从而实现健康管理计划的目标。因此，选项 A、D、E 都不正确。选项 C 中的基本医疗服务虽然是全科医疗的服务之一，但它不属于健康管理的步骤之一。因此，最符合题意的答案是 B。

4. E 人体可自我合成维生素 D，在日光的照射下，皮肤下的麦角固醇可以活化，成为活性维生素 D。

5. B 产后访视是指产妇出院后一定时间内，由医生或护士对产妇和新生儿进行回访、检查和指导。其主要目的是及时发现和处理产后并发症，提供产后保健知识和服务。常见的产后访视内容包括：观察产妇和新生儿的身体状况、测量小儿体重、观察黄疸是否按时消退、指导产妇正确哺乳和喂奶、指导产妇如何进行个人卫生和清洁、指导产妇如何进行恢复性运动等。而智力测试不是产后访视的主要内容，因此选项 B 为正确答案。

6. E 子宫颈细胞学检查、阴道镜检查和子宫颈活组织检查均为诊断子宫颈癌的方法，但最常用的为细胞学检查。

7. D 溶血性黄疸时，血中游离胆红素明显增高，尿胆素原和粪胆素原增加。由于游离胆红素与血浆清蛋白结合，不通过肾小球而随尿排出，所以尿胆红素呈阴性。

8. C 脑电图应在生后 1 周内检查，可客观地反映新生儿缺氧缺血性脑病（HIE）脑损害的严重程度并可判断预后，为首选检查。

9. C 异常支气管呼吸音又称管样呼吸音，即在正常肺泡呼吸音部位听到支气管呼吸音。常见于以下疾病：肺组织实变、肺内大空腔、压迫性肺不张。

10. B 下消化道出血时，血便多为暗红色，其他选项不正确。粪便颜色为黄色并不能完全排除有便血存在的可能性，选项 A 不正确；上消化道出血时，常表现为柏油样便，但不是全部情况，也可能出现鲜红色或暗红色的血便，选项 C 不正确；铋剂、铁剂等药物摄入后，粪便潜血试验可能呈阳性反应，但并不意味着一定存在便血情况，选项 D 不正确；急性出血坏死性肠炎的特点是腹泻、腹痛、发热等，而便血不一定存在，选项 E 不正确。

11. C 室间隔缺损伴艾森曼格综合征

时，提示病情严重，已出现持续性的右向左分流，所以表现为持续性青紫。

12. C 应用洋地黄过程中出现室上性心动过速、房室传导阻滞，是洋地黄中毒的特征性表现。洋地黄可引起心电图 ST－T 改变，即“鱼钩”样改变，这是洋地黄效应，但不能据此诊断洋地黄中毒。发生洋地黄中毒后应立即停药。

13. E 肝大、水肿、腹腔积液、黄疸在右心衰竭（特别是晚期）和肝硬化患者中均可出现，但颈静脉怒张、肝－颈静脉回流征阳性是体静脉系统淤血的主要体征，在右心衰竭时出现，而肝硬化属于门脉系统疾病，一般不影响体循环，不出现该体征。

14. C 肺部革兰阴性菌感染的共同点在于肺实变或病变融合，组织坏死后容易形成多发性脓肿，常累及双侧肺下叶，若波及胸膜，可引起胸膜渗出或脓胸。

15. A 急性单纯性阑尾炎是常见的急腹症之一，临床表现有典型和非典型之分。典型表现为右下腹部持续性压痛或钝痛，局限性反跳痛，低热或中等度发热，白细胞计数轻度升高等。但 5%～20% 患者可无典型表现，临床上应综合判断其他检查结果。虽然急性单纯性阑尾炎时右下腹多为压痛区，但实际上阑尾位置多种多样，且在少数情况下阑尾位于盆腔内，因此不能完全排除右下腹无明显局限性压痛的可能。但没有局部腹肌紧张，如果有该体征则提示病变侵及腹膜。

16. A 属于 DNA 病毒的肝炎病毒是 A 项（乙型肝炎病毒，HBV）。B、C、D、E 选项属于 RNA 病毒而非 DNA 病毒。

17. E 目前临床上不用于治疗类风湿关节炎的生物制剂是贝利尤单抗。贝利尤单抗主要用于治疗系统性红斑狼疮，但不用于治疗类风湿关节炎。其他选项包括抗 CD20 单抗、IL－1 拮抗剂、托珠单抗和 TNF－a 拮抗剂都已被应用于类风湿关节炎的治疗。

18. E 风湿热是链球菌感染后的免疫反应引起的全身性炎症性疾病，主要影响心脏、关节、皮肤和中枢神经系统。其中关节症状表现为游走性、多发性、以大关节为主以及反复发作等特点，但不会导致关节变形。风湿热对关节的影响通常是暂时性的，无持续性关节损伤。若出现明显关节畸形或功能障碍，则需考虑其他关节疾病的可能性。

19. B 五个选项均为自身抗体，其中抗 dsDNA 抗体对确诊系统性红斑狼疮和判断其活动性参考价值最大。抗 Sm 抗体虽对确诊系统性红斑狼疮参考价值大，但不能判断其活动性，其余几项参考价值均不大。

20. E 磺胺嘧啶是一种抗生素，常用于上呼吸道感染、泌尿系感染的治疗。碳酸氢钠是一种碱性药物，在人体内会被分解为碱性离子，通过尿液排出体外。在磺胺嘧啶治疗期间，加服碳酸氢钠可使尿液呈碱性，从而增加磺胺嘧啶在尿液中的溶解度，减少结晶和沉淀，从而提高药物疗效。此外，应注意控制碱化的程度，避免过度碱化，以免引起其他不良反应。选项 A、B、C、D 均与该情况下加服碳酸氢钠的目的不符。

21. D 阵发性剑突下钻顶样疼痛是胆道蛔虫症的典型症状，这是由于蛔虫在胆总管内移动引起胆管积水、胆囊扩张。缓解时无不适也符合该病的特点。腹部检查未见明显阳性征象，并不能完全排除急性胆道蛔虫症的可能性，本病具有症征不符的特点。其他选项不太符合患儿的临床表现，消化性溃疡穿孔常引起剧烈腹痛、腹膜刺激征、甚至休克等；急性肠梗阻多有呕吐、腹胀、便秘等表现；结核性腹膜炎则需考虑是否存在结核感染的基础疾病史及相应的实验室检查结果。

22. C 该患者10天前有发热伴咳嗽的症状，现在胸痛1天，查体发现心界不大，出现粗糙、高音调、双期抓刮样杂音，与呼吸无关。这些表现提示存在心包炎引起的心肌损伤和心包摩擦音。限制型心肌病和肥厚型心肌病通常伴随有其他的体征或症状，如心脏扩大、杂音、心力衰竭等，而本例患者未听到相应的心脏杂音，因此排除A和D选项。急性胸膜炎一般不会伴有心包摩擦音和心肌损伤的表现，因此排除E选项。患者胸骨左缘第3、4肋间可闻及心包摩擦音，最可能的诊断是急性心包炎。

23. A 利福平有肝损伤的副作用，患者总胆红素40.6μmol/L，大于正常值，说明肝损伤已发生，因此应该停用利福平。

24. D 年轻女性，贫血、月经过多，无肝、脾大，外周血全血细胞减少，虽然骨髓增生活跃，但粒、红系成熟停滞于晚期，巨核细胞明显减少，所以最可能的诊断是再生障碍性贫血。

25. C 霍乱是一种急性肠道传染疾病，可出现腹泻、呕吐，每日大便次数多，初为黄水样，不久转为米泔水样便，有些患者可有洗肉水样便。实验室检查：粪便检查动力试验（+），碱性蛋白胨水培养有细菌生长。

二、多选题

26. CE 类风湿关节炎是一种慢性的自身免疫性疾病，其基本病理改变是滑膜炎。晨僵是类风湿关节炎的常见症状之一，可出现在95%以上的患者。血清类风湿因子阳性是诊断类风湿关节炎的标志之一，但并非所有患者都会出现，而且其阳性率也不一定高达98%以上（血清类风湿因子阳性可出现在75%～80%及以上的患者）。最常见合并的肺部病变是肺间质病变。类风湿结节是类风湿关节炎的常见表现之一，但并非是血管炎的一种表现。

27. AB 缺氧的典型表现是呼吸困难和发绀。缺氧时机体氧供应不足，无法满足组织代谢的需要，从而导致呼吸困难和发绀等临床表现。精神错乱和嗜睡也可能是缺氧的表现，但并非典型表现。心率增快虽然常见，但不是缺氧的典型临床表现。

28. ABC 溃疡性结肠炎病变范围多自肛门直肠开始，逆行向近端发展，呈连续性、弥漫性分布。克罗恩病的病变范围以同时累及回肠末端与邻近右侧结肠多见，其次只涉及小肠，主要在回肠，少数见于空肠，呈节段性或跳跃式分布。早期肠道黏膜呈鹅口疮样溃疡，随后溃疡增大，形成纵行溃疡和裂隙溃疡，可深达黏膜下层、肌层甚至浆膜层，呈鹅卵石样外观。

29. ABC 霍乱的病原体是01血清群或0139血清群霍乱弧菌，因此选项A正确。霍乱的带菌者是指无霍乱临床表现，但粪便、呕吐物或肛拭子标本中分离到霍乱弧菌者，这种情况可能会持续较长时间，成为霍乱流行的重要传播源，因此选项B正确。我国大多数地区霍乱一般在5～11月发病，流行高峰多在7～10月，这与夏秋季节气温高、降水多、环境卫生条件较差等有关，因此选项C正确。霍乱的传播途径主要为粪－口途径，通过饮用被污染的水或食用被霍乱弧菌污染的食品而感染，飞沫传播的可能性较小，因此选项D不正确。霍乱弧菌对加热、干燥抵抗力不强，耐碱不耐酸，所以E选项不正确。

30. ABCD 肺动脉高压的辅助检查项目包括心电图、胸片、超声心动图、肺功能测定、肺通气/灌注扫描、高分辨率CT及CT肺动脉造影、心肺运动试验、右心导管检查和急性肺血管反应试验。胸腔镜肺活检无辅助诊断价值。所以选项 ABCD 正确。

31. CD 支气管哮喘发作时 X 线检查可见两肺透亮度增加，呈过度通气状态，缓解期多无明显异常。所以选项 A 正确。动脉血气分析：严重哮喘发作时可出现缺氧，由于过度通气可使 $PaCO_2$下降，pH 上升，表现为呼吸性碱中毒。若病情进一步恶化，可同时出现缺氧和 CO_2潴留，表现为呼吸性酸中毒。所以选项 B 正确。哮喘发作时呼吸流量峰值（PEF）下降。所以选项 C 错误。肺功能异常改变为可逆性。支气管舒张试验（BDT）用于测定气道的可逆性改变，判断结果为阳性，提示存在可逆性的气道阻塞。所以选项 D 错误。哮喘发作时典型的体征为双肺可闻及广泛的哮鸣音，呼气音延长。但非常严重的哮喘发作，哮鸣音反而减弱，甚至完全消失，表现为“沉默肺”，是病情危重的表现。所以选项 E 正确。因此本题的正确答案为 CD。

32. ABCD 病原体可通过下列途径引起社区获得性肺炎：①空气吸入；②血行播散；③邻近感染部位蔓延；④上呼吸道定植菌的误吸。所以选项 ABCD 正确。

33. ABCD 呼吸衰竭是指各种原因引起的肺通气和（或）换气功能严重障碍，使静息状态下亦不能维持足够的气体交换，导致低氧血症伴（或不伴）高碳酸血症，进而引起一系列病理生理改变和相应临床表现的综合征。明确诊断有赖于动脉血气分析：在海平面、静息状态、呼吸空气条件下，动脉血氧分压（PaO_2）<60mmHg，伴或不伴二氧化碳分压（$PaCO_2$）>50mmHg。所以选项 ABCD 正确。呼吸频率增快往往是呼吸衰竭临床上最早出现的重要症状。所以选项 E 错误。

34. BC 心肺复苏过程中开放气道后，首先进行 2 次人工呼吸，每次持续吹气时间 1 秒以上，每次人工呼吸潮气量足够，能够观察到胸廓起伏，避免迅速而强力的人工呼吸，2 次人工通气后应立即胸外按压。呼吸与胸外按压不需要同步，在人工呼吸时胸外按压不应停止。所以选项 BC 正确。

35. BDE 根除 Hp 三联疗法：1 种 PPI（质子泵抑制剂）+2 种抗生素；四联疗法：1 种 PPI +2 种抗生素 + 铋剂。雷尼替丁铋盐复方制剂（RBC）可代替 PPI 用于根除 Hp；初治失败的患者宜行 Hp 药敏试验；国内对喹诺酮类抗生素的应用经验少，选用时要注意观察药物的不良反应；胶体次枸橼酸铋的常用剂量为 480mg/d。

36. BCE 克罗恩病（CD）最早期的炎症表现是黏膜充血水肿，随后有散在浅表溃疡或鹅口疮样溃疡形成。随着疾病进展，形成纵行溃疡，溃疡之间的黏膜水肿呈结节样肿大，呈鹅卵石样隆起，有的溃疡沿肠纵轴延伸，深入浆膜下，形成裂隙状溃疡。

37. ABE 胃癌癌前疾病包括：慢性萎缩性胃炎、胃溃疡、胃息肉、残胃炎、巨大胃黏膜肥厚症、疣状胃炎。

38. ABCDE 临床肝移植常用的免疫抑制剂有：皮质激素；环磷酰胺；环孢素；抗淋巴细胞球蛋白；他克莫司等。

39. AC 原发性肝细胞癌多通过血行转移，最早发生肝内转移，肝外转移以肺部最常见，其次为骨、肾上腺、横膈、腹膜、胃、肾、脑、脾以及纵隔。

40. ABC 除选项 A、B、C 三项外，尿细菌培养可出现假阴性的原因还有饮水多后尿液被稀释、感染灶排菌呈间歇性等。选项 D 会出现尿细菌培养假阳性。

41. ACDE 脓尿主要发生在尿路感染

的患者，选项 B 错误，其余选项均正确。

42. ABC 原发性干燥综合征属于结缔组织病，是引起急性肾小管间质性肾炎的病因之一，选项 A 正确。肾毒性单克隆免疫球蛋白可以诱发肾脏疾病，包括各种肾小球、肾小管间质和血管病变，所以选项 B 正确。重金属如铂、铜、铅、锂和汞等，是引起慢性肾小管间质性肾炎的常见病因之一，选项 C 正确。IgA 肾病与膜性肾病均为肾小球疾病。

43. ACD 可见小细胞低色素性贫血的疾病有缺铁性贫血、铁粒幼细胞贫血、珠蛋白生成障碍性贫血（地中海贫血）。再生障碍性贫血为正常细胞性贫血，急性溶血性贫血为正常细胞性贫血。

44. ABC 红细胞生成减少所致的贫血可由缺铁性贫血、巨幼细胞贫血、再生障碍性贫血以及骨髓增生异常综合征和急性白血病等引发。原发免疫性血小板减少症和血友病属于出凝血性疾病，为红细胞丢失过多引起。

45. ABCD 急性溶血性贫血多为血管内溶血，起病急骤，临床表现为严重的腰背及四肢酸痛，伴头痛、呕吐、寒战，随后出现高热、面色苍白、浓茶色尿和血红蛋白尿、黄疸。慢性溶血性贫血临床表现有脾大。

46. ABD 慢性髓系白血病（CML）外周血粒细胞显著增多，在受累的细胞系中，可找到 Ph 染色体和（或）*BCR－ABL* 融合基因（A 对）。CML 病程发展缓慢，脾脏多肿大（B 对，C 错）。95% 以上 CML 细胞中出现 Ph 染色体，不足 5% 的 CML 有 *BCR－ABL* 融合基因阳性而 Ph 染色体阴性（D 对，E 错）。

47. ABD 糖尿病酮症酸中毒早期表现为“三多一少”症状加重；酸中毒失代偿后，疲乏、食欲减退、恶心呕吐，多尿、口干、头痛、嗜睡，呼吸深快，呼气中有烂苹果味。后期严重失水，尿量减少、眼眶下陷、皮肤黏膜干燥，血压下降、心率加快，四肢厥冷。晚期呈不同程度意识障碍、昏迷。少数患者表现为腹痛。所以本题的正确答案为 ABD。

48. BCDE ^{131}I 治疗甲状腺功能亢进症的适应证：①甲状腺肿大Ⅱ度以上；②对抗甲状腺药物（ATD）过敏；③ATD 治疗或者手术治疗后复发；④甲亢合并心脏病；⑤甲亢伴白细胞减少、血小板减少或全血细胞减少；⑥甲亢合并肝、肾等脏器功能损害；⑦拒绝手术治疗或者有手术禁忌证；⑧浸润性突眼。所以选项 B、C、D、E 正确。妊娠和哺乳期妇女禁止行放射碘治疗。

三、共用题干单选题

49. C 钡剂灌肠检查提示：慢性结肠炎，且腹痛伴脓血便 2 年，抗感染治疗无效，左下腹轻压痛等，符合溃疡性结肠炎的表现。使用结肠镜检查＋病理活检可以明确诊断。

50. B 溃疡性结肠炎的主要症状有腹泻、脓血便、腹痛和里急后重，腹痛常局限于左下腹。

51. E 结合患者咳嗽、喘息 20 多年病史，症状加重 6 天，可考虑是慢性喘息型支气管炎急性发作。

52. B 在患者的健康指导中，长期使用抗生素预防感染不应该被包括在内。尽管这种方法在某些情况下可能会被使用，但出于以下原因，它不应该成为常规治疗：①抗生素滥用可能导致抗生素耐药性增强，从而使得真正需要抗生素治疗的感染病菌更难治疗。②对于支气管哮喘等慢性呼吸道疾病，预防性使用抗生素并不能减少感染的发生率或改善预后效果。因此，选项 B 是不正确的健康指导。其他选项都是合理的建议，包括宣传戒烟，坚持进行呼吸肌锻炼，避免经常性的病毒、细菌感染及避免接触粉尘和污染的环境。

53. B 腹胀加重，全腹压痛、反跳痛，肠鸣音消失，且体温 39.1℃，血压 90/60mmHg，怀疑为消化道穿孔伴急性腹膜炎，需要立即行腹部平片检查来排除消化道穿孔。

54. D 溃疡性结肠炎可由于钡剂灌肠、低钾、应用抗胆碱能药物或麻醉剂而诱发中毒性巨结肠，也可能自发发生。

55. B 中毒性巨结肠时容易并发肠穿孔。

56. E 中毒性巨结肠治疗原则：立即禁食，给予大剂量激素加抗生素，持续胃肠减压，点滴灌肠。掌握时机手术和及时手术，能显著地降低其死亡率。

57. D 该患者有胆囊增大、腹部剧烈疼痛、呕吐胃内容物等症状，提示胆囊炎的可能性较大。查体发现 Murphy 征阳性，血白细胞计数升高，血淀粉酶升高考虑同时有胰腺炎存在。A 选项胆石症可能存在，但仍需进一步检查。B 选项，胃溃疡合并幽门梗阻的患者多数有进食后上腹部饱胀或不适感，而非剧烈腹痛。C 选项穿孔常伴有明显的腹膜刺激症状，而该患者腹平软。E 选项急性肠梗阻常出现腹胀、呕吐、腹痛等症状。

58. E 该患者并未出现器官功能衰竭等并发症，使用肾上腺皮质激素不但没有帮助，反而增加上消化道出血和感染难控制的风险。

59. B 该患者有过敏病史，现接触非特异性刺激物后出现喘息，因此首先考虑支气管哮喘。肺部听诊可闻及哮鸣音为主要体征。

60. C 患者，男性，21 岁，接触油漆后出现喘息、轻咳和白痰等症状。此外，该患者还有过敏性鼻炎病史。这些表现提示可能是支气管哮喘发作。油漆中含有各种化学物质，可能引起呼吸系统过敏反应，尤其是对于已经存在过敏性鼻炎的患者。支气管哮喘是一种常见的疾病，其特征是气道狭窄引起的呼吸急促、胸闷、喘鸣等症状。咳嗽和白痰也是常见的症状。A 选项急性支气管炎通常是由病毒感染引起的，表现为咳嗽、喉部疼痛和流鼻涕等症状。B 选项急性肺水肿通常是由心脏或肺部疾病引起的，表现为气短、咳嗽、胸闷和咳血等症状。D 选项肺栓塞通常表现为呼吸急促、胸痛、心悸和出汗等症状。E 选项细菌性肺炎通常是由细菌感染引起的，表现为咳嗽、发热、胸痛和黏液痰等症状。

61. C 支气管哮喘应当选择支气管舒张剂，其中以 β_2受体激动剂为首选。该患者无感染诱发支气管哮喘的证据，所以抗生素治疗不是首选。

62. B 根据患者的症状和检查结果，最可能的诊断是食管癌（选项 B）。患者近期出现进食哽噎感、胸骨后异物感，并且食管钡透检查显示食管下段黏膜紊乱、断裂，管壁僵硬。这些表现提示食管肿瘤的可能性较高。而其他选项如肺癌、冠心病、气胸和肺栓塞则不太可能造成上述症状。在这种情况下，应进一步进行内镜检查及组织活检以明确诊断。

63. A 根据患者的症状和检查结果，进一步的治疗措施是外科手术治疗（选项 A）。患者近期出现进食哽噎感、胸骨后异物感，并且食管钡透检查显示食管下段黏膜紊乱、断裂，管壁僵硬，这些表现提示食管癌的可能性较高。对于大多数食管恶性肿瘤来说，外科手术切除是最常见的治疗方法。其他选项如冠状动脉介入治疗、胸腔闭式引流术、溶栓治疗和姑息治疗与该病因无关，不适用于此类患者。因此，答案为 A。

64. A 根据患者的临床表现和妇科检查结果，该病例最可能为绝经综合征（选项 A）。其主要原因是卵巢功能减退导致雌激素分泌减少，引起与生育期有所不同的内分泌和代谢变化。常见的症状包括月经不规律、阴道干涩、潮热、出汗、失眠、四肢酸痛等。妇科检查可见阴道黏膜萎缩、弹性下降，宫颈光滑，子宫大小、位置正常，双侧附件无明显异常。其他选项所描述的病症与此患者的情况不符。

65. B 绝经后雌激素不足使骨质吸收增加，骨质吸收速度快于骨质生成，促使骨质丢失变疏松（B 项）。50 岁以上女性半数以上会发生绝经后骨质疏松，一般发生在绝经后 5～10 年内，最常发生在椎体。

四、案例分析题

66. A 渐进性劳累后呼吸困难 5 年，加重伴双下肢水肿半个月，患者五年前开始出现胸闷、气短，尤以上楼和活动时为甚。常常夜间憋醒，不能平卧，咳少量白黏痰。无胸痛等不适。近半个月来出现颜面和双下肢水肿，尿少、腹胀。既往有高血压病史 10 年，血压在（170～200）/（100～120）mmHg，未进行治疗。查体心界向两侧扩大，心率 101 次/分，脉搏 90 次/分，心律不齐，脉搏短绌。心前区可闻及 3 级收缩期杂音。可考虑诊断：高血压心脏病、心脏扩大、心功能不全、心功能Ⅳ级、心房颤动、高血压Ⅲ级 很高危。

67. D 根据患者的临床表现和检查结果，患者可能存在心衰等心脏疾病。在治疗中，应该采取降低血压、控制心律失常、吸氧、利尿、扩血管、适当使用强心药物等综合治疗措施。而大剂量使用负性肌力药物会使心脏收缩力减弱，导致病情加重，因此不是本病的治疗方案。同时，患者存在血栓形成或栓塞的风险因素（房颤），抗凝治疗也是需要的。因此，D 选项是错误的治疗措施。正确的治疗应该包括低盐饮食、维持水电解质平衡、降低血压、控制心律失常、吸氧、利尿、扩血管、适当使用强心药物等。另外，限制饮酒、控制体重也有助于病情好转。

68. F 该患者存在心功能不全。治疗应以扩血管、排水利尿、增强心肌收缩力等综合措施为主，一般建议执行以下预防措施和健康指导：控制发生心衰的危险因素；合理选用降压药物，稳定血压在正常范围；调整生活方式，适当运动，戒烟限酒等；长期治疗，规律服药，定期随访。另外，对于存在慢性非瓣膜性房颤患者，需要长期使用抗凝药物预防血栓形成。因此，选项 F 不属于预防措施和健康指导。

69. D 硝酸甘油是一种血管扩张剂，可以有效地治疗轻、中、重度心力衰竭，并被认为是治疗慢性心力衰竭的第一线药物之一。

70. EF 60 岁以上、80 岁以下老年患者，血压应降至 150/90mmHg 以下，如能耐受可降至 140/90mmHg 以下。对于 80 岁以上高龄老年患者，降压目标值 < 150/90mmHg。

71. ABDE 每日出血量为 50ml 可出现黑便。胃内贮积血量在 250ml 及以上可引起呕血。

72. ACDEF 患者出血量较多，血压降低，已经休克状态，没有明确证据显示为消化道溃疡，不考虑十二指肠溃疡并发出血。

73. BCG 该患者的临床表现和检查结果提示患有失代偿期肝硬化相关并发症，包括食管－胃底静脉曲张破裂出血、失血性休克、肝肾综合征、代谢性酸中毒。对于这样的情况，最紧急、最重要的处理措施是输血、输液抗休克治疗。在此基础上，可考虑以下处理措施：①静脉推注 60ml 15% $NaHCO_3$：由于代谢性酸中毒的出现，需要及时进行纠正。碳酸氢盐可以中和体内的酸，提高 pH 值，缓解代谢性酸中毒。②静脉点滴生长抑素：生长抑素是一种促进门静脉收缩的药物，可减少门静脉压力，改善食管－胃底静脉曲张破裂出血的症状。需要注意的是，在给予生长抑素前，应尽可能地评估患者肝功能和血流动力学情况，避免可能的不良反应。此外，也需要加强监测和支持治疗，避免出现其他并发症。

74. B 食管－胃底静脉曲张再次破裂出血，考虑内科治疗效果不佳，临床常用胃镜检查并用硬化剂闭塞出血静脉。

75. B 对肝病患者忌用吗啡、巴比妥类药物。吗啡可引起或加重肝昏迷。

76. ABDE 上消化道出血后，体内会出现贫血和红细胞计数降低，因此可以通过测定血红蛋白浓度、网织红细胞计数等指标来判断出血是否停止。同时，肝脏在分解红细胞时会释放出大量的尿素氮，而血细胞比容则对疾病的判断和诊断也有帮助。因此，判断上消化道出血已经停止的实验室指标是血红蛋白测定、网织红细胞计数、尿素氮测定和血细胞比容测定。

77. BCD 食管－胃底静脉曲张破裂出血已经停止，一周后出现腹水（中度），脾大，治疗原则是低盐饮食、穿刺放腹水、输白蛋白等对症治疗。不需特殊保肝治疗。

78. ABEF 临床上食管－胃底静脉曲张大出血一般使用 TIPS，所以排除 C、D。另外选项中，A、B 均可以有效止血，有研究显示普萘洛尔可有效降低肝硬化门静脉高压患者食管静脉曲张的破裂概率。

79. CDE 结合患儿查体：神清，烦躁不安，颜面唇周发绀，前囟 1.5 cm × 1.5cm，平软，气管稍偏右，呼气性呻吟，鼻翼扇动，三凹征（+），左侧胸廓较膨隆，左侧哭颤减弱，叩诊鼓音，左侧呼吸音明显减弱，右侧呼吸音粗，较多细小湿啰音，心率 200 次/分，律齐，第一心音低钝，未闻杂音，腹稍胀，肝增大至右肋下 4cm；提示存在重症肺炎伴有心力衰竭的表现，可能患儿也存在气胸表现。需进一步检查以确诊，则根据目前题干，本题最有可能诊断为：①重症肺炎；②心力衰竭；③气胸。

80. C 题目中提示患儿存在明显呼吸困难症状，最急需采取的治疗是吸氧。

81. AE 对于存在呼吸困难的患儿，首选血气分析。因患儿有气胸的可能，所以胸部 X 线也是需要首先选择的。

82. ACE 题干中临床查体：左侧胸廓较膨隆，左侧哭颤减弱，叩诊鼓音，左侧呼吸音明显减弱；X 线：左肺野中外带透亮度增加，其内未见肺纹理，气管及纵隔向右移位；提示存在气胸的表现。右侧呼吸音粗，较多细小湿啰音；X 线：右肺野肺纹理增粗，伴有小点片状模糊密度影；提示存在支气管肺炎的表现。左肋膈角变钝，提示存在胸腔积液。

83. ABCDE 甲状腺危象主要表现为：高热、大汗、心动过速、焦虑不安、谵妄，严重的患者可能会出现心衰、休克，以及昏迷；辅助检查中血清 T_3、T_4 升高，或 FT_3、FT_4 增高显著，TSH 降低。与题干无明显相关性，故排除。

84. D 结合血气分析：pH 7.28，HCO_3^- 17.5mmol/L，BE －5.3mmol/L，提示代谢性酸中毒；PaO_2 40mmHg，$PaCO_2$ 34mmHg，提示存在Ⅰ型呼吸衰竭。

85. ABDEF C 选项提示肾脏功能受损。A、B、D、E、F 都是心衰主要临床表现。

86. B 该患儿为中度等渗性脱水：患

儿出现尿量明显减少，精神萎靡，皮肤弹性差，眼窝凹陷，手脚稍凉等情况，但没有循环衰竭，因此是中度脱水；血清钠136mmol/L是等渗性。

87. A 口服补液量80～100ml/kg，液体总量为800～1000ml，于8～12小时少量多次喂服补足累计损失，脱水纠正后则将余量等量稀释后按需维持喂服。

88. B 该患儿属中度等渗性脱水，因此静脉补液时补液量为120～150ml/kg，性质为1/2～2/3张含钠液。

89. A 根据患者病情，考虑急性左心衰竭，应行胸部X线检查，进一步明确诊断并除外其他肺部疾病可能。

90. A 患者临床表现提示可能是急性左心衰竭引起的急性肺水肿，导致肺部充血、肺泡壁水肿，从而产生大量粉红色泡沫状分泌物，并可引起不同程度的氧合不良。此外，患者有高血压和冠心病等基础疾病，也增加了急性左心衰竭的可能性。因此，急性左心衰竭应该是首先考虑的疾病。

91. ABCDEFGH 急性左心衰竭应急查胸部X线片、利钠肽水平、肌钙蛋白、尿素氮、肌酐、电解质、血脂、血常规、D-二聚体及心电图。

92. ABCDEFGH 急性左心衰竭治疗应包括选项所有治疗方案。其中静脉利尿剂及静脉血管扩张药可缓解肺水肿。

93. E X线检查是诊断骶髂关节炎最简便经济的手段，它对3级、4级的骶髂关节炎诊断较易，但对早期骶髂关节炎缺乏很好的敏感性。CT有利于观察骶髂关节及软骨下骨板的微小改变，但不能显示软骨的病变，故在疾病早期骶髂关节未发生形态学改变时存在一定局限。MRI可以更好地发现骶髂关节早期的炎性骨髓水肿，目前被认为是检查骶髂关节炎最好的技术手段，特别是对于早期活动期病例具有更大优势。本患者出现炎性背痛症状2个月余，MRI检查可以发现早期的骶髂关节病变，较X线检查及CT检查有着更大的优势。

94. ABDE 骶髂关节和椎旁肌肉压痛为本病早期的阳性体征。随病情进展可见腰椎前凸变平。脊柱各个方向活动受限，胸廓扩展范围缩小，颈椎后突。以下几种方法可用于检查骶髂关节压痛或脊柱病变进展情况：①枕壁试验：健康人在立正姿势双足跟紧贴墙根时，后枕部应贴近墙壁而无间隙。而颈僵直和（或）胸椎段畸形后凸者该间隙增大至几厘米以上，致使枕部不能贴壁。②胸廓扩展：在第4肋间隙水平测量深吸气和深呼气时胸廓扩展范围，两者之差的正常值不小于2.5cm，而有肋骨和脊椎广泛受累者则胸廓扩展减少。③Schober试验：于双髂后上棘连线中点上方垂直距离10cm处做出标记，然后嘱患者弯腰（保持双膝直立位）测量脊柱最大前屈度，正常移动增加距离在5cm以上，脊柱受累者则增加距离<4cm。④骨盆按压：患者侧卧，从另一侧按压骨盆可引起骶髂关节疼痛。⑤Patrick试验（下肢“4”字试验）：患者仰卧，一侧膝屈曲并将足跟放置到对侧伸直的膝上。检查者用一只手下压屈曲的膝（此时髋关节在屈曲、外展和外旋位），并用另一只手压对侧骨盆，可引出对侧骶髂关节疼痛则视为阳性。有膝或髋关节病变者也不能完成“4”字试验。

95. E NSAIDs药物对早期或晚期患者均可迅速改善其腰背部疼痛和晨僵，减轻关节肿胀和疼痛并增加活动范围，对于中轴关节和外周关节症状均有确切疗效，是强直性脊柱炎患者治疗的首选药物。生物制剂对中轴病变效果好。柳氮磺吡啶、甲氨蝶呤、沙利度胺及来氟米特均可改善外周关节症状，但对中轴关节症状无效或效果不确切。强烈反对糖皮质激素全身使用来治疗成人强直性脊柱炎。一般仅对于顽固性肌腱末端病和持续性滑膜炎患者局部使用糖皮质激素治疗。患者对磺胺类药物过敏，因此不能选用柳氮磺吡啶。

96. ABCDF　NSAIDs 不良反应中较多见的是胃肠道不适，少数可引起溃疡；其他较少见的有心血管疾病如高血压等，可伴头痛、头晕，肝、肾损伤，血细胞减少、水肿及过敏反应等。在用药初期应定期查血、尿常规和肝肾功能、血压等。

97. DE　患儿症状较典型，首先考虑麻疹，建议免疫学检查麻疹 IgM 抗体，或直接取鼻咽分泌物分离病毒。

98. C　根据患儿症状及体征，首先考虑麻疹，且免疫学检查 IgM 抗体 4 倍增高，应诊断麻疹。

99. ABC　麻疹主要通过空气飞沫传播，咳嗽、喷嚏、说话为主要传播方式。

100. ABCDEF　该病的控制方法和治疗：预防性措施，患者、接触者及环境管理，医护人员防护，流行时完善防疫措施，按规定隔离，无特异性治疗（对症、加强护理和防治并发症）。

全真模拟试卷（五）答案解析

一、单选题

1. A 率又称为频率指标，是指全体观察单位中某现象发生的频率或强度，常用百分率表示。

2. E 前囟为额骨和顶骨形成的菱形间隙，其直径出生时为1.5～2.0cm，出生数月随头围增大而变大，6个月以后逐渐骨化而变小，至1～1.5岁时闭合。

3. B 一般在产后42天，母婴一起到医疗保健单位进行全面的健康检查。

4. E 乳房于妊娠早期开始增大，充血明显。乳头增大变黑，乳晕色深，出现蒙氏结节。妊娠期间胎盘分泌大量雌激素刺激乳腺腺管发育，分泌大量孕激素刺激乳腺腺泡发育。于妊娠末期，尤其在接近分娩期挤压乳房时，可有少量淡黄色稀薄液体溢出，称初乳。分娩后新生儿吸吮乳头时正式分泌乳汁。

5. D 糖尿病的诊断标准是糖尿病症状加随机血糖浓度≥11.1mmol/L。

6. C P波代表心房肌除极的电位变化，PR间期指从P波的起点至QRS波群的起点，代表心房开始除极至心室开始除极，QRS波群代表心室肌除极的电位变化。ST段指自QRS波群的终点至T波起点间的线段，代表心室缓慢复极过程。T波代表心室快速复极时的电位变化。QT间期指QRS波群的起点至T波终点的间距，代表心室肌除极和复极全过程所需的时间。

7. C 临床表现咯大量脓臭痰，痰静置后可分层的疾病是肺脓肿（选项C）。大叶性肺炎（选项A）常伴有发热、咳嗽和胸痛等症状，而不一定会出现大量脓臭痰。肺梗死（选项B）的主要症状为剧烈的呼吸困难及胸痛，少数病例可能有咳嗽和咯血等症状，但不会出现大量脓臭痰。肺不张（选项D）的症状包括胸痛、呼吸困难、咳嗽等，但一般不会咳出脓臭痰。肺结核（选项E）的典型症状是咳嗽、咳痰、低热、盗汗、体重下降等，咯痰多为黏液痰或带血痰，很少出现大量脓臭痰。

8. D 急性细菌性痢疾起病急，表现为畏寒、发热、腹痛、腹泻，排黏液脓血便并有里急后重症状。

9. A 人工呼吸不属于高级心肺复苏措施。高级心肺复苏措施有：①气管插管；②除颤复律和（或）心脏起搏；③建立静脉通路；④药物治疗。

10. D 所列5项均可见于急性肺水肿，然而A、C项无特异性，B项只能说明左心功能不全而尚不能说明是否发生肺水肿，E项只能说明肺动脉高压，D项仅见于急性肺水肿患者。

11. C 硝苯地平属于钙通道阻滞剂，它可以扩张冠状动脉和外周血管，降低心脏氧耗，减少心绞痛发作，并可用于治疗高血压。此外，硝苯地平并不会引起哮喘加重或诱发哮喘发作，因此在伴有哮喘的患者中使用较为安全。相比之下，普萘洛尔、氢氯噻嗪等药物与哮喘发作有关联，可能导致哮喘加重或诱发哮喘发作，因此不是首选药物。卡托普利不推荐用于肾功能不全患者。哌唑嗪虽然对肾功能有一定的保护作用，但是在患者合并心绞痛和哮喘的情况下，其可能增加支气管痉挛的风险，故也不是最优选择。

12. D ARDS 动脉血气分析可显示明显的低氧血症，但无法显示氧合功能异常，一般以氧合指数作为氧合功能异常评估的主要指标，≤300mmHg 为诊断急性肺损伤的必要条件。选项 A、B、C、E 仅为参考条件。

13. E Hp 阳性消化性溃疡首次治疗失败后，常用的补救治疗方法是四联疗法。即奥美拉唑、枸橼酸铋钾、左氧氟沙星和阿莫西林联合应用。这种治疗方案可以有效根除幽门螺杆菌，提高治愈率和预防复发。选项 A 是一种三联疗法，虽然也包含了铋剂，但临床上并不作为首选的补救治疗方法。选项 B，是一种三联疗法，与第一个选项类似，也不是补救治疗方法。选项 C 是一种三联疗法，在一定情况下曾经被作为 Hp 感染的一线治疗方法，但目前已经不再推荐使用。选项 D 是一种三联疗法，也不是补救治疗方法。

14. D 类风湿关节炎是一种以滑膜炎为主要特征的自身免疫性疾病，最初受累的关节组织是滑膜组织。关节滑膜是指覆盖在关节内部表面的一层薄薄的结缔组织膜，在正常情况下可以分泌少量的关节液以保持关节的正常功能。而类风湿关节炎的患者，由于免疫系统发生异常反应，导致滑膜组织受到损伤和破坏，进一步引起了其他关节组织的受累和破坏。因此，滑膜组织是类风湿关节炎最初受累的关节组织。

15. E 糖皮质激素是目前应用最广、作用最强的抗炎、抗过敏、免疫调节和免疫抑制剂，它可以缓解某些严重症状，取得一时性鼓舞人心的效果，是目前治疗系统性红斑狼疮的主要用药。

16. A 甲型肝炎和戊型肝炎主要以粪－口途径传播，它们主要通过食物或污染的水而传播。乙型肝炎和丙型肝炎主要通过血液或其他体液途径传播，丁型肝炎主要与乙型肝炎合并感染，自身免疫性肝炎不属于病毒感染性肝炎。

17. C 凝血酶原主要由肝脏合成，PTA（凝血酶原活性）＜40% 提示肝损伤严重，PTA 也是判断重型肝炎预后的敏感指标。其他选项在急性肝炎或肝硬化等疾病时也可出现。

18. D 痰排结核分枝杆菌由阳性转为阴性，说明抗结核治疗有疗效，而其他选项在其他肺部疾病中亦可出现，无特异性。

19. E 霍乱是经消化道传播的传染病。霍乱弧菌进入小肠，黏附于肠黏膜表面繁殖，不进入血液。

20. B 经过标化后，甲地冠心病死亡率高于乙地，因此可以认为甲地人群实际冠心病死亡率较乙地高。但是不能得出甲地人群平均年龄较乙地大，或者甲地老年人构成较乙地大等结论。因为题目没有给出年龄构成的具体数据，不能推断不同年龄段内的冠心病死亡率情况，也不能确定两地人口年龄分布是否相同。此外，由于题目中只提供了总粗死亡率和标化率，而没有给出其他相关信息（如年龄、性别、患病情况等），因此不能确定甲乙两地人群的风险因素是否相似。故答案为 B。

21. C 妊娠期糖尿病血糖波动较大，患者于胰岛素治疗期间出现心慌、出汗，考虑低血糖症状，应进食补充血糖缓解症状。

22. B 泌尿系统常见的病原菌为大肠埃希菌，因此首选抗生素为喹诺酮类。选项 B 氧氟沙星为一种广谱喹诺酮类抗生素，对泌尿系感染有较好的疗效，且具有良好的药物组织分布和渗透性，适用于链霉素治疗无效或耐药的泌尿系感染的替代药物。

23. E 根据病史和临床表现，患者考虑为肺脓肿，支持该诊断的影像学表现是右下叶背段空洞伴液平。肺脓肿是指肺内直径≥2cm 的局限性化脓性炎症病灶，通常由细菌感染引起。肺脓肿 X 线检查：早期呈大片状密度增高的阴影。成脓期，可见圆形单个空洞，内有液平面。溃脓期，空洞壁变厚。恢复期，可见纵隔向患侧移位，胸膜增厚。选项中，除了 E 项描述的右下叶背段空洞伴液平符合肺脓肿的典型影像学表现之外，其他几个选项的影像学表现均不符合肺脓肿的特点。A 选项右肺野小淡片影、B 选项右下肺球形阴影、D 选项右中叶肺不张阴影均不具备肺脓肿的典型影像学表现。C 选项右肋膈角消失是指正常情况下可见的膈肌边缘向外凸出的部分因肺实质病变而被掩盖，此表现在其他肺部疾病中也可出现，并不能明确提示为肺脓肿。

24. D 胸骨左缘上方收缩期杂音及肺动脉血氧含量高于右心室提示动脉导管未闭，降主动脉中的血流入肺动脉，造成肺部血流量增大，出现咳嗽、气急及肺动脉血氧含量增高的表现。

25. B 该患者的心电图表现 R_{V_5} 4.5mV，$V_{4\sim6}$导联 ST 段水平压低 0.2mV，T 波倒置，这些都是高血压心脏病的典型心电图表现。考虑到该患者 16 年来有高血压病史且无明显胸闷、胸痛等症状，故应先考虑高血压心脏病的诊断。其他选项如冠心病和左心室肥厚伴劳损也可引起心电图异常，但需要进一步检查以确定诊断。隐匿型冠心病则指冠状动脉狭窄程度较轻但仍然能引起缺血症状，而该患者没有明显的胸闷、胸痛等症状，因此不符合隐匿型冠心病的特征。故正确答案为 B。

二、多选题

26. CDE 静脉血流淤滞、血管内皮损伤和血液高凝状态即 Virchow 三要素，是静脉血栓栓塞性疾病的危险因素，任何能导致上述改变的因素都可能导致静脉血栓的形成，如高龄、恶性肿瘤、长期卧床等。

27. ABCDE 我国建议 40 岁以上或有胃癌家族史者需进行胃癌筛查。符合下列第 1 条和 2～6 中任一条者均应列为胃癌高危人群，建议作为筛查对象：①年龄 40 岁以上，男女不限；②胃癌高发地区人群；③幽门螺杆菌感染者；④既往患有慢性萎缩性胃炎、胃溃疡、胃息肉、手术后残胃、肥厚性胃炎、恶性贫血等胃部癌前疾病；⑤胃癌患者一级亲属；⑥存在胃癌其他高危因素（高盐、腌制饮食、吸烟、重度饮酒等）。

28. ABCD 类风湿关节炎的自身抗体包括类风湿因子、抗瓜氨酸化蛋白抗体，后者包括抗核周因子抗体、抗角蛋白抗体、抗聚丝蛋白抗体、抗环瓜氨酸肽（CCP）抗体和抗突变型瓜氨酸化波形蛋白抗体。其中抗 CCP 抗体敏感性和特异性均很高，与疾病预后相关。

29. ABCDE 吸入带病毒动物的排泄物或分泌物形成气溶胶感染，经呼吸道传播是肾综合征出血热最主要的传播途径。此外，食入被带病毒宿主动物的排泄物、分泌物污染的食物，由带病毒动物咬伤，或携带病毒鼠类的排泄物或分泌物由破损的皮肤或黏膜接触人体，携带病毒的革螨和恙螨叮咬人体，感染汉坦病毒的孕妇可通过胎盘传给胎儿，这些途径均可造成感染，故也可经消化道、皮肤黏膜、虫媒、垂直途径传播。

30. ABC 支气管哮喘的促发因素有感染、气候改变、吸烟、环境污染、精神因素、运动及药物等。其首要的预防措施应为脱离过敏原，去除病因及诱因，并可通过药物控制，色甘酸二钠或噻哌酮（酮替芬）为常用药物。选项 D、E 均属于治疗方法。

31. ABCDE 医院获得性肺炎常见的呼吸系统并发症包括胸腔积液、脓胸、气胸、肺不张、急性肺损伤或急性呼吸窘迫综合征等。常见的肺外并发症包括心功能不全、急性肾功能不全、脓毒症、感染性休克、弥散性血管内凝血等。

32. DE β受体阻滞剂是一线降压药，适用于轻、中度高血压，尤其是心率较快的中青年患者或合并有心绞痛、心肌梗死后心功能不全的高血压患者。所以选项 D、E 正确。

33. AC ①二尖瓣狭窄心脏听诊：二尖瓣瓣膜柔软、弹性好时，心尖区第一心音增强，呈拍击样，并可在心尖区闻及第二心音后高调、短促、响亮的二尖瓣开瓣音；瓣膜弹性下降后此体征消失。肺动脉高压时肺动脉瓣区第二心音（P_2）增强。②二尖瓣狭窄心脏杂音：典型的心脏杂音是局限性心尖区舒张中晚期隆隆样杂音，杂音大时可放射至左腋下或左肋下。选项 A、C 属于二尖瓣关闭不全的体征。因此本题应选 AC。

34. AE 消化性溃疡常见的合并症是：上消化道出血、穿孔、幽门梗阻、癌变。既往认为胃溃疡癌变的发生率为 1% ~ 3%，目前更倾向于认为消化性溃疡与胃癌是两种不同发展的疾病，真正由慢性溃疡在反复发生修复的过程中癌变的病灶罕见。更多见的情况是癌黏膜表面易于受到破坏而反复发生消化性溃疡。

35. ACDE 慢性肾小球肾炎简称慢性肾炎，可见于多种肾脏病理类型，主要为系膜增生性肾小球肾炎（包括 IgA 型和非 IgA 型系膜增生性肾小球肾炎）、系膜毛细血管性肾小球肾炎、膜性肾病及局灶节段性肾小球硬化等，所以选项 A、C、D、E 正确。选项 B 毛细血管内增生性肾小球肾炎是急性肾小球肾炎的病理类型。

36. BE 肾病综合征并发血栓患者常伴血尿、蛋白尿加重等肾功能损害。出现血栓时常有 D－二聚体升高。

37. ABD 感觉异常为巨幼细胞贫血的表现，舌炎和舌乳头萎缩为皮肤黏膜及附属器改变。其余均属于缺铁性贫血的神经精神系统改变。

38. ABD 巨幼细胞贫血的病因可分为：①食物营养不够：叶酸或维生素 B_{12} 摄入不足；②吸收不良：胃肠道疾病、药物干扰和内因子抗体形成（恶性贫血）；③代谢异常：肝病、某些抗肿瘤药物的影响；④需要增加：哺乳期妇女、孕妇；⑤利用障碍：嘌呤、嘧啶自身合成异常或化疗药物影响等。

39. BCD 慢性淋巴细胞白血病（CLL）好发于老年人群，男性患者多见。由于 CLL 细胞有丝分裂相较少，染色体异常检出率较低，间期荧光原位杂交（FISH）技术能明显提高检出率，可检测到 > 80% 的患者存在染色体异常。如 13q14 缺失（50%）、12 号染色体三体（20%）、11q22 ~ 23 缺失、17p13 缺失和 6q 缺失等。单纯 13q14 缺失提示预后良好，12 号染色体三体和正常核型预后中等，17p13 及 11q22 ~ 23 缺失预后差。CLL 细胞具有单克隆性，呈现 B 细胞免疫表型特征。细胞膜表面免疫球蛋白（slg）为弱阳性表达，多为 IgM 或 IgM 和 IgD 型，呈 κ 或 λ 单克隆轻链型；CD5、CD19、CD79a、CD23 阳性；CD20、CD22、CD11c 弱阳性；FMC7、CD79b 阴性或弱阳性；CD10、CyclinD1 阴性。所以选项 A 错误。17p 缺失的出现是 CLL 最差的预后因素，对氟达拉滨及抗 CD20 单抗反应差。所以选项 E 错误。

40. ABE 类风湿因子（RF）在类风湿关节炎（RA）中的阳性率约 80%；部分系统性红斑狼疮患者血清中可出现 RF 阳性；43% 的干燥综合征患者 RF 阳性。

41. ABCD 类风湿关节炎早期可见近端指间关节梭形肿胀，晚期患者可出现腕和肘关节强直、掌指关节的半脱位（A 对）、手指关节尺侧偏斜（B 对）、手指关节天鹅颈样畸形（C 对）及纽扣花样畸形（D 对）。远端指间关节畸形及“方形”手是骨关节炎常见的关节畸形（E 错）。

42. ABCD 系统性红斑狼疮的皮肤黏膜病变包括颧部呈蝶形分布的红斑、盘状红斑、指掌部和甲周红斑、指端缺血、面部及躯干皮疹，其中以鼻梁和双颧颊部呈蝶形分布的红斑最具特征性。口腔及鼻黏膜无痛性溃疡和脱发（弥漫性或斑秃）较常见，常提示疾病活动。鹅口疮是由口腔黏膜白色念珠菌感染引起，见于小儿和抵抗力低的成人，系统性红斑狼疮患者可在激素和免疫抑制剂治疗后出现此继发感染。

43. ACDE 破伤风的全身型前驱症状可表现为乏力、头痛、舌根发硬、咀嚼无力、吞咽不便及头颈部转动不自如等。

44. ABCD 健康教育的研究领域按目标人群或场所划分可分为社区健康教育、学校健康教育、医院健康教育、职业人群健康教育和公共场所健康教育等。选项 A、B 和 C 都属于这个范畴，因此这三个选项都是正确的。选项 D 中的“企业员工健康教育”属于职业人群健康教育的一种，因此也是正确的。选项 E 中的“食品安全健康教育”不属于按目标人群或场所划分的范畴，而是按教育目的或内容划分的一类健康教育，因此是错误的。

45. BDE 健康促进的内涵包括以下几个方面：①健康促进涉及整个人群的健康和生活的各个层面，而非仅限于疾病预防。②健康促进直接作用于影响健康的各种因素，包括社会行为、生态环境、生物因素、卫生服务和政策等。③健康促进是运用多学科、多手段来增进人们的健康。④健康促进的工作主体不仅仅是卫生部门，而是社会的各个领域和部门。⑤健康促进强调个体、家庭、社区和各种群体有组织地参与。⑥健康促进是建立在大众健康生态基础上，强调人与环境的协调发展。因此，选项 A 中的“只涉及疾病的预防”是错误的。选项 C 中的“只需要卫生部门进行相关工作”也是错误的。正确答案为 BDE。

46. BD 健康促进的基本策略包括以下几个方面：①制定促进健康的公共政策：健康促进明确要求各级政府和组织的决策者把健康问题提到议事日程，健康促进政策由多样而互补的各方面综合而成，包括政策、法规、规定等。②创造支持性环境：人类生存与环境密不可分，健康促进必须创造一个安全、舒适、满意和有利于健康的生活和工作环境。③加强社区行动：发动社会力量，挖掘社区资源，动员群众参与，通过社区行动来解决健康问题。④发展个人技能：不断地学习健康知识提高个人技能，有准备地应付可能出现的健康问题和疾病问题，使群众更有效地维护自身健康和生存的环境。⑤调整卫生服务方向：根据社区和群众的需求，不断调整卫生服务方向。卫生服务要扩大范围，支持个人和社区获得更加健康的生活。因此，选项 A 中的“促进医疗设施建设”是局限性较强的策略，不够全面，是错误的。选项 C 中的“减小社区行动力度，提高个人技能水平”也是错误的。选项 E 中的“忽视环境因素，只重视个体行为”也是不全面的，因此是错误的。正确答案为 BD。

47. BCDE 健康教育与健康促进项目

的评价包括以下几个方面：①形成评价：是在项目实施之前对项目内容进行的评价，有助于提前发现可能的障碍和问题，确保项目实施的合理性和可行性，提高项目实施成功的可能性。②过程评价：是对项目实施过程中各个环节、人员工作情况等进行评价，将评价结果同项目计划进行比较，全面评估项目执行情况。过程评价对项目实施具有监督指导作用，有助于项目目标的实现。③效应评价：又称中期效果评价，用于评估健康教育活动促进目标人群健康相关行为及其影响因素的变化。④效果评价：又称结局评价或远期效果评价，是通过观察结局变化评价项目实施后目标人群的健康状况改变情况。⑤总结评价：是对形成评价、过程评价、效应评价和效果评价的总结，能够全面反映项目的实施和存在的问题。因此，选项 A 中的“实施评价”不够明确且含义模糊，不是正确答案。正确答案为 BCDE。

48. BCD 全科医学科学研究的方法包括定量研究方法和定性研究方法。其中，定量研究方法是一种利用数值化方法进行研究的方法，通常依赖于定量数据收集、统计分析和结果解释。定量研究方法：①描述性研究：是根据调查或研究的具体目的收集、整理和归纳资料，然后按不同地区、时间和人群特征，描述疾病、健康状况或公共卫生事件分布情况，提出初步的疾病病因假设和进一步研究的方向。②分析性研究：主要用于验证疾病的危险因素或病因，在流行病学研究中占有重要的地位，包括队列研究、病例对照研究和实验性研究。因此，选项 B、C、D 属于定量研究方法。选项 A 中的“观察法”可以用于定性研究，也可以用于定量研究；选项 E 中的“深入访谈法”属于定性研究方法。因此，答案为 BCD。

三、共用题干单选题

49. A 四肢关节肿痛，口腔溃疡，尿检异常，应考虑为系统性红斑狼疮。抗核抗体是系统性红斑狼疮的筛查实验，见于几乎所有的 SLE 患者。

50. D 年轻女性，有皮肤黏膜、肌肉、骨骼及肾脏等多系统损害，最可能的诊断为系统性红斑狼疮。

51. D 本例患者，男性，36 岁，因发热、头痛、眼眶痛、腰痛等症状入院，查体发现 BP 80/50mmHg，P 100 次/分，面部潮红，球结膜充血水肿，软腭有网状充血并有出血点，腋下及胸前见散在出血点，双肾区叩击痛阳性。根据患者的症状和体征，考虑可能是肾综合征出血热。该疾病是肾综合征出血热病毒引起的急性出血性肾炎，具有急性起病、高热、出血倾向、肾功能损害等特点。患者表现为高热，眼部症状（眼眶痛、球结膜充血），口腔、鼻腔、咽部黏膜充血，并常伴有皮肤和黏膜的出血斑点或瘀斑，以及程度不等的肾功能损害。因此，最可能的诊断是肾综合征出血热。其他选项急性上呼吸道感染、伤寒、急性肾炎和钩端螺旋体病均不符合该患者的临床表现和检查结果。

52. D 肾综合征出血热病毒（HFRSV）特异性 IgM 抗体阳性有助于确诊。

53. D 根据患者的病史和 X 线胸片所显示的影像特点，最可能的诊断是肺癌。咳嗽、咳痰伴有血痰，尤其是在老年人中，常常提示肺癌的存在。X 线胸片显示右肺门类圆形阴影，边缘毛糙，有分叶，这些都是肺癌的典型表现。相比之下，其他选项包括肺炎、肺结核、肺脓肿和肺气肿都不太符合患者的临床表现和影像学特征。需要进一步进行支气管镜检查或胸部 CT 等检查以明确诊断，并确定最佳治疗方案。

54. B 首选的检查是纤维支气管镜+病理活检。患者出现咳嗽、咳痰伴有血痰，尤其是在老年人中，这种症状常常提示肺癌的存在。X线胸片显示右肺门类圆形阴影，边缘毛糙，有分叶，这些都是肺癌的典型表现。为了明确诊断和确定最佳治疗方案，需要进一步检查。在各种检查方法中，纤维支气管镜+病理活检可以通过直接在可疑部位采集组织样本进行病理学检查，以确定是否存在恶性肿瘤。其他检查如胸部CT、痰培养等也有助于诊断和治疗方案的制定，但对于首选的检查，纤维支气管镜+病理活检是更为准确和可靠的选择。

55. E 钡剂检查示铺路石样充盈缺损为克罗恩病的特征性病理表现。克罗恩病在胃肠道的任何部位均可发生，但好发于末段回肠和邻近结肠。

56. C 克罗恩病治疗首选柳氮磺吡啶，无效或者效果不佳才考虑使用糖皮质激素等药物。

57. B 年轻女性，咳嗽、乏力、低热、盗汗，病灶位于上叶尖后段为肺结核好发部位，考虑浸润型肺结核的可能性大。通过上述分析，最可能的诊断是浸润型肺结核，胸部X线示右上叶尖后段片状模糊影伴空洞形成是由于机体处于过敏状态，且有大量结核菌进入肺部，病灶干酪样坏死、液化，并形成空洞。因为病史短，同时结合胸部X线检查结果，不支持慢性纤维空洞型肺结核诊断。

58. D 考虑肺结核，痰涂片找到抗酸杆菌具有诊断意义。

59. D 患儿5分钟前玩耍时进食果冻后出现咳嗽、咽痛、气喘、面色发绀，可闻及吸气相哮鸣音，应考虑气道异物。

60. A 选项A、B为儿童腹部冲击法，前者为清醒患儿使用，后者为昏迷患儿使用；选项C、D合并为婴儿（小于1岁）救治法；如上述几种方法效果不佳时应立即予以心肺复苏，给予高级生命支持，同时转往上级医院行气管镜钳取术或气管切开术。

61. B 当儿童口含食物时，不要逗引其嬉笑、说话或惊吓。

62. D 滴虫性阴道炎分泌物典型特点：稀薄脓性、黄绿色、泡沫状、有臭味，悬滴法阴道分泌物检查可见滴虫（D项）。血常规、阴道脱落细胞学检查、尿常规与此病无直接关系，因此可排除A、B、E项。该患者不属于细菌性阴道病，因此排除阴道分泌物细菌培养及药敏试验（C项）。

63. B 滴虫性阴道炎分泌物（B项）典型特点：稀薄脓性、黄绿色、泡沫状、有臭味。外阴阴道假丝酵母菌病（A项）分泌物特点：白色稠厚呈凝乳状或豆腐渣样，检查可见霉菌孢子或菌丝。细菌性阴道病分泌物特点：均质、稀薄、白色分泌物，有鱼腥臭味，检查可见线索细胞。老年性阴道炎（C项）主要症状为外阴灼热不适、瘙痒、阴道分泌物增多、阴道分泌物稀薄，呈淡黄色，感染严重者呈脓血性白带。阿米巴性阴道炎（D项）多继发于肠道感染，阴道分泌物呈浆液性或黏液性，从中可找到滋养体，当阴道黏膜形成溃疡、出血时，则分泌物可转成脓性或血性。而本例分泌物的特点是黄绿色，有臭味，中等量，呈泡沫状，因此可排除。

64. B 患者为育龄期女性，月经周期正常，有月经量增多表现，查体子宫增大，超声提示子宫前壁低回声包块并向宫腔突出（内膜线后移），因此宫腔病变可能性大。宫腔镜检查是应用膨宫介质扩张宫腔，通过插入宫腔的光导玻璃纤维窥镜直视观察宫颈管、宫颈内口、宫腔及输卵管开口的生理与病理变化，以便于对病变组织直观准确取材并送病理检查；同时也可直接在宫腔镜下手术治疗。因此，本病例最合适的检查应为宫腔镜检查（选项B），便于观察肿物形态、大小、位置，必要时可同时取材活检。诊断性刮宫（选项A）可用于内膜病变的诊断和治疗，但对于肌壁间瘤体的诊治作用不佳。盆腔MRI（选项C）在妇科疾病诊断中不是首选，次于超声检查。子宫输卵管造影（选项D）是可了解宫腔形态及输卵管通畅性的检查方法，对病变具体情况无法了解。腹腔镜检查（E项）可用于子宫肌壁向腹腔突出病变的检查和治疗。

65. C 子宫肌瘤（选项C）是女性生殖器最常见的良性肿瘤，由平滑肌及结缔组织构成，肌瘤大体上为实质性球形包块，表面光滑，质地较子宫肌层硬。子宫内膜息肉（A项）为炎性子宫内膜局部血管和结缔组织增生形成息肉状赘生物突入宫腔内所致，息肉大小、数目不一，多位于宫体部，借助细长蒂附着于子宫腔内壁，质软。子宫内膜腺体及间质侵入子宫肌层，称子宫腺肌病（B项），异位内膜在子宫肌层多呈弥漫性生长，累及后壁居多，故子宫呈均匀增大，前后径增大明显，呈球形，少数腺肌病病灶呈局限性生长形成结节或团块，似肌壁间肌瘤，但与周围肌层无明显界限，称为子宫腺肌瘤。子宫腺肌瘤很少会有大部分突向宫腔的情况。子宫内膜癌（选项D）分为局灶型和弥漫型，局灶型多见于宫腔底部或宫角部，呈息肉样或菜花状，质较脆；弥漫型表现为子宫内膜大部或全部被癌组织侵犯，并突向宫腔，常伴有出血、坏死。子宫内膜间质肉瘤（选项E）临床少见，是子宫肉瘤的一种，来自子宫内膜间质细胞，子宫呈球形增大，肿瘤呈息肉状或结节状，突向宫腔，富有弹性。

四、案例分析题

66. BCEF 患者慢性阻塞性肺疾病20余年，目前血气分析 PO_2 50mmHg，有长期氧疗指征，因此选项B正确。患者为慢性阻塞性肺疾病稳定期，可给予支气管舒张药物治疗，选项C正确。根据肺功能及血气分析可知E、F也正确。

67. AEF A、E、F为慢性阻塞性肺疾病常见并发症，根据患者病史，可知其有慢性呼吸衰竭，因此E为确定的并发症，是关键选项。患者近1周出现气促加重并双下肢水肿，应考虑为肺心病失代偿期表现，由于暂无胸片结果，也不能排除气胸可能，故A、F也为可能的并发症。

68. ABCD 根据病史及实验室检查，患者目前为慢性阻塞性肺疾病急性发作期并Ⅱ型呼吸衰竭、肺源性心脏病失代偿期，A、B、C为慢性阻塞性肺疾病急性发作期的治疗，因此选项A、B、C为正确答案。慢性肺源性心脏病失代偿期是右心功能不全为主，因此，治疗上应首先选用利尿剂，控制右心功能不全。

69. BDEF 慢性肺心病患者由于慢性缺氧及感染，对洋地黄类药物的耐受性很低，因此宜使用小剂量、作用快、排泄快的洋地黄类药物，故选择B。另缺氧及感染等均可使心率增快，故不能根据患者心率衡量洋地黄类药物的应用和疗效。选项D、E、F为慢性肺心病洋地黄类药物的使用指征。

70. AC 患者为老年男性，常年喜食滚烫食物，近1年来有胸骨后不适，进食有滞留感，首先考虑为早期食管癌，为关键选项。食管贲门失弛缓症也可能出现下端胸骨后不适，无进行性消瘦，尚不能排除。胃食管反流病常有胃灼热，吞咽性疼痛或吞咽困难；食管良性狭窄一般由腐蚀性或反流性食管炎所致，也可因长期留置胃管、食管手术所引起；癔球症患者多为女性，时有咽部球样异物感，进食时消失；食管裂孔疝一般无明显症状。

71. BC 食管X线检查可看到早期食管癌黏膜皱襞增粗、充盈缺损与小龛影等，并可见食管贲门失弛缓症的贲门梗阻呈漏斗鸟嘴状、边缘光滑。电子内镜检查与活检是发现与诊断食管癌的首选方法。食管黏膜脱落细胞学检查主要用于食管癌高发区普查；食管CT及MRI检查可清晰显示食管与邻近纵隔器官的关系，但难以发现早期病变；食管超声内镜可准确判断食管癌的壁内浸润深度等，但难以诊断早期食管癌。

72. D 该患者经内镜检查发现食管中下段有鳞癌，并且活检示高分化，因此最好的治疗方法是手术治疗。其他治疗方法如放疗、化疗、综合治疗或放疗+化疗等，可能在一定程度上减轻症状或延缓疾病进展，但对于早期诊断的高分化食管鳞癌，仍然推荐手术治疗为首选。食管癌的治疗以手术为主，不能手术才考虑行放疗、化疗等其他疗法。

73. D 该小儿发热4天出疹，且皮疹首先见于耳后、发际，并同时合并上呼吸道感染，故该诊断首先考虑麻疹。因为风疹通常发热后半天至1天出疹；幼儿急疹发热期间一般情况好，热退才出疹；猩红热发热1~2天出疹且中毒症状重、为粟粒疹和红斑，不高出皮面；水痘一般以躯干、头皮、面部及四肢多见，呈向心性分布，初为红色斑丘疹，后为水疱疹；该小儿以发热、上呼吸道炎症起病，精神不振，症状重，无特殊过敏原接触史，且皮疹仅见于耳后、发际，不支持过敏性皮炎诊断。

74. C 前驱期鼻咽分泌物检查发现多核巨细胞及尿中检测包涵体细胞，有助于麻疹的早期诊断。

75. A 麻疹的并发症有支气管肺炎、喉炎、心肌炎、麻疹脑炎、亚急性硬化性全脑炎、结核病恶化、营养不良与维生素A缺乏症，最常见的为支气管肺炎。

76. E 该患者已经有2型糖尿病和冠心病，且表现为劳累后呼吸困难半年，伴咳嗽和湿性啰音，BNP 1800ng/L。这些都是心力衰竭的典型表现。X线片提示肺门及上肺纹理增多也与心力衰竭相关。因此，最可能的诊断是慢性心力衰竭。其他选项不符合该患者的症状和检查结果。

77. ABCD 慢性心力衰竭与支气管哮喘、心包积液、缩窄性心包炎及肝硬化腹水伴下肢水肿鉴别。

78. ABCDEFGH NT-proBNP、肌钙蛋白、血尿常规、心电图、血生化、电解质、甲状腺功能等均为慢性心力衰竭需进行的检查。

79. ABCDEG 本例慢性心力衰竭患者治疗应包括上述除正性肌力药外所有治疗方案，这是因为正性肌力药（如洋地黄类药物）虽然可以增强心脏收缩力，但却无法改善长期的心力衰竭病情。此外，如果使用不当，对冠心病患者，正性肌力药还可能引起严重的心律失常和其他副作用，如恶心、呕吐、视觉障碍等。

80. A 该病例为青年女性，表现为颊部红斑、血液系统改变、尿蛋白阳性，抗核抗体及抗dsDNA抗体阳性，符合系统性红斑狼疮（SLE）诊断。

81. ABCD 该患者为SLE患者，伴有严重血小板减少，低于20×10^9/L，且有自发性出血，有输血指征，应输注血小板。而且，鼻部出血不止，应局部填塞止血，同时给予丙种球蛋白及甲泼尼龙静脉冲击治疗。

82. E 活动性SLE中血红蛋白下降、

白细胞和（或）血小板减少常见。贫血多为正细胞正色素性贫血，可能为慢性病贫血或肾性贫血。短期内出现重度贫血常是自身免疫性溶血所致，多有网织红细胞升高，Coombs 试验阳性。该患者血红蛋白下降明显，有酱油色尿，故考虑溶血性贫血。

83. A　该病例血红蛋白下降、酱油色尿，考虑溶血性贫血，Coombs 试验可明确诊断。血沉、C－反应蛋白均为非特异性炎症指标，类风湿因子主要用于类风湿关节炎诊断，血清补体及抗核抗体已在题干中给出。

84. C　患者和一同就餐的妻子同时发病，提示食物中毒。患者的神经系统症状如头痛、头晕、肌力下降、上睑下垂，符合肉毒毒素中毒的表现。

85. G　如可疑食物厌氧培养出肉毒梭菌，可以明确肉毒中毒。

86. DE　患者没有呼吸困难，听诊呼吸音清，暂时不需要吸氧。肉毒中毒严重者会导致肌肉无力，不宜镇静，以免加重呼吸抑制。患者没有容量不足的表现，不需要快速补液。口服活性炭对细菌性食物中毒无效。此患者考虑肉毒中毒，应尽早洗胃、导泻，减少体内的细菌及毒素。

87. A　肉毒梭菌中毒不建议常规使用抗生素，避免肠道肉毒梭菌被破坏，产生更多毒素。

88. D　患者中年女性，右胸痛、刺激性咳嗽，伴活动后气促，查体右肺叩诊浊音，X 线片、B 超提示右侧大量胸腔积液。结合病史、短时间出现大量胸腔积液，无明显发热、盗汗表现，考虑癌性胸腔积液的可能性最大。

89. ABCF　目前考虑恶性胸腔积液，可给予胸腔穿刺查脱落细胞、血清肿瘤标志物检测、胸部增强 CT 检查、纤维支气管镜检查进一步明确诊断，C、F 为关键选项。

90. BCDEF　该患者出现血性胸腔积液，且胸腔积液找到癌细胞，考虑肿瘤晚期，已失去手术指征，故选择手术的方案均为错误选项。

91. D　选项 D，外阴阴道假丝酵母菌病主要表现为外阴瘙痒、灼痛、性交痛及尿痛，部分患者阴道分泌物增多。分泌物特点为白色稠厚呈凝乳状或豆腐渣样。妇科检查可见外阴充血、水肿，常伴有抓痕，严重者可见皮肤皲裂、表皮脱落。阴道黏膜红肿、小阴唇内侧及阴道黏膜附有白色块状物，擦除后露出红肿黏膜面，急性期还可能见到糜烂及浅表溃疡。细菌性阴道病（选项 B）分泌物特点：均质、稀薄、白色分泌物，有鱼腥臭味，检查可见线索细胞。老年性阴道炎（选项 E）主要症状为外阴灼热不适、瘙痒、阴道分泌物增多、阴道分泌物稀薄，呈淡黄色，感染严重者呈脓血性白带。滴虫性阴道炎（选项 C）分泌物的特征为灰黄色或黄白色泡沫状的稀薄白带。非特异性阴道炎（选项 A）主要特点是外阴瘙痒、疼痛和烧灼感等炎症反应。

92. ABCDEGHI　假丝酵母菌为机会致病菌，10%～20% 非孕女性及 30% 孕妇阴道内有此菌寄生，但菌量极少，呈酵母相才出现症状。常见发病诱因有：长期应用广谱抗生素（选项 A）、妊娠（选项 B）、糖尿病（选项 C）、大量应用免疫抑制剂（选项 D），以及接受大量雌激素治疗（选项 E）。长期应用抗生素，抑制乳酸杆菌生长，有利于假丝酵母菌繁殖。妊娠及糖尿病时，机体免疫力下降，阴道组织内糖原增加，酸度增高，有利于假丝酵母菌生长。大量应用免疫抑制剂及类固醇皮质激素或免疫缺陷综合征，机体抵抗力降低。其他诱因有胃肠道等其他部位假丝酵母菌感染（选项 G）、穿紧身化纤内裤（选项 H）及肥胖（选项 I），肥胖可使会阴局部温度及湿度增加，假丝酵母菌易于繁殖引起感染。外阴阴道假丝酵母菌病与高血压（选项 F）无明显关系。

93. ABCH 妊娠合并外阴阴道假丝酵母菌病的治疗：局部治疗为主，如克霉唑局部应用（选项 C），以“7 日疗法”效果为佳，禁用口服唑类药物，因此排除 DEFGI 项。首先消除诱因，若有糖尿病应给予积极治疗（选项 A），及时停用广谱抗生素、雌激素及类固醇皮质激素。保持外阴清洁（H 项），勤换内裤，用过的内裤、盆及毛巾均应用开水烫洗（选项 B）。

94. AB 为明确盆腔包块大小、位置、形态、性质等，需要行妇科检查（A 项）和超声检查（B 项）进行初步判断，妇科检查前需要排空膀胱。

95. A 囊实性并且有短线状强回声的卵巢肿块首先考虑为畸胎瘤，A 项正确。

96. ABCE 卵巢肿瘤的常见并发症包括蒂扭转（选项 A）、破裂（选项 B）、感染（选项 C）、恶性变（选项 E）等。

97. BCDE 卵巢良性肿瘤经充分沟通利弊后，可以考虑行经腹或经腹腔镜下患侧附件切除术（选项 B、D）或患侧肿瘤剔除术（选项 C、E），术中是否保留卵巢取决于肿瘤的位置、大小、是否存在扭转所致坏死，以及患者的年龄。

98. A 患者青年男性，既往有反复发作性呼吸困难，可自行缓解，且春季发作，此次再次出现上述症状，双肺满布哮鸣音，病史和临床表现支持支气管哮喘的诊断。

99. ABCDE 根据患者临床表现及病史支持支气管哮喘的诊断，可供选择的药物有 β_2受体激动剂、茶碱类药物、抗胆碱能药物、糖皮质激素以及白三烯受体拮抗剂。

100. ABF 患者经治疗后病情未见好转，考虑病情加重，应立即复查血气分析评估病情，了解有无酸碱失衡及二氧化碳潴留，A 选项正确。糖皮质激素口服治疗无效，哮喘病情加重，此时可静脉使用糖皮质激素，B 选项正确。哮喘患者极易出现电解质紊乱，此时应及时纠正，以维持内环境稳定，F 选项正确。此时患者烦躁，呼吸困难，气道痉挛，应用呼吸兴奋剂加重呼吸肌做功，导致呼吸肌疲劳，有害无益，高流量吸氧及应用镇静剂均为错误选项，因尚不清楚患者血气分析有无二氧化碳潴留，因此 C、D、E 均为错误选项。

全真模拟试卷（六）答案解析

一、单选题

1. A 根据题意可知，某医生治疗了两例视网膜炎患者，其中 1 例有效。对于这种情况，我们不能用总有效率来描述治疗效果，因为样本容量太小，不足以代表整个受试人群的特点。同时，由于分母很小，用相对数也不可靠。最好用绝对数来表示治疗效果，如“治愈了 1 例患者”。如果必须使用率表示，则应同时给出其可信区间，同时需要增加样本量才能得到更可靠的分析结果。因此，选项 A 错误。

2. A 远期疗效通常用生存率来评价。生存率指患者在一定时间内存活的比例，这个时间可以是治疗后 1 年、3 年、5 年等。生存率是评估治疗效果和预后的重要指标，能够反映治疗措施对患者的影响。婴儿死亡率、发病率、治愈率、患病率等指标更多地用于评估疾病流行状况、预防控制策略以及疾病的基本情况，不适用于评估治疗效果。

3. C 由于缺乏必要的医学知识，出现围绝经期症状后，一些妇女顾虑重重，焦虑不安，情绪波动大，易激动，注意力不集中。多表现为敌对、爱生气和不合作的情绪，同时表现易激惹。

4. B 康复是指采用各种措施，消除或减轻康复对象（病、伤、残者等）身心及社会功能障碍，使其功能达到或保持在最佳水平，增强其生活自理能力，重返社会，提高其生存质量。康复范畴包括医疗康复、康复工程、教育康复、社会康复和职业康复。选项 B 不属于康复范畴。

5. E 多发性骨髓瘤是浆细胞异常增生的恶性肿瘤，血清中有大量单克隆 M 蛋白或尿中有大量本周蛋白检出。

6. A 慢性上腹痛最常见的病因是消化性溃疡如胃、十二指肠溃疡。

7. B 乳腺癌通常发生在乳腺外上象限，而非乳晕区。其他选项的描述均符合乳腺癌的一般情况，乳晕区的肿块更可能是良性的乳头状瘤或纤维腺瘤等，而非恶性肿瘤。

8. B 急性肺源性心脏病是指由于肺循环发生急性损害，导致右心室压力负荷过重而发生的急性心功能不全。其中，肺血栓栓塞是最常见的病因，其次是慢性阻塞性肺疾病和肺炎等其他肺部疾病。肺血栓栓塞是由于肺动脉或其分支内突然发生血栓形成，导致肺动脉阻塞、肺循环阻力急剧升高，右心负荷急剧增加所引起的急性心肌损伤和心功能不全。因此，选项 B 正确，肺血栓栓塞是急性肺源性心脏病最常见的病因。

9. C 尼莫地平属于二氢吡啶类的钙拮抗剂，与其他钙拮抗剂相比，它不仅可以扩张周围血管，并且对脑血管也具有较强的扩张作用。因此，在治疗脑血管疾病时，尼莫地平常被选为首选药物用于预防和治疗动脉瘤性蛛网膜下腔出血后脑血管痉挛引起的缺血性神经损伤。而维拉帕米、硝苯地平、地尔硫䓬和加洛帕米等药物对脑血管扩张作用较弱，不是治疗脑血管疾病的首选药物。

10. D 肺炎诊断依据：新近出现的咳嗽、咳痰，或原有呼吸道疾病症状加重，并出现脓性痰；伴或不伴胸痛；发热；肺实变体征和/或湿性啰音。WBC $>10\times10^9$/L 或 $<4\times10^9$/L，伴或不伴核左移；胸部 X 线检查显示片状、斑片状浸润性阴影或间质性改变，伴或不伴胸腔积液。铁锈色痰为肺炎链球菌引起的大叶性肺炎所特有的特征，因痰中含有红细胞破坏、崩解而来的含铁血黄素，使痰液呈铁锈色，故称为铁锈色痰。出现此痰对肺炎链球菌性大叶性肺炎有诊断意义。

11. B 肝细胞癌（HCC）的肿瘤标记物是 AFP（甲胎蛋白）。AFP 是一种在胎儿期和新生儿时期产生的蛋白质，正常情况下成年人体内仅有极少量。但当发生某些疾病如原发性肝癌、肝硬化及其他某些恶性肿瘤时，AFP 水平将显著升高。因此，在 HCC 的诊断和治疗过程中，AFP 是一项非常重要的指标，也是 HCC 最常用的临床肿瘤标记物。选项 A，CEA（癌胚抗原）主要应用于结直肠癌的检测；选项 C，PSA（前列腺特异性抗原）主要用于前列腺癌的筛查与监测；选项 D，CA19－9（糖类抗原）主要用于胰腺癌的筛查与监测；选项 E，酸性磷酸酶（ACP）是一种非特异性的肿瘤标记物，广泛存在于许多恶性肿瘤细胞中，但其敏感性和特异性较低，一般不作为单一的肿瘤标记物使用。

12. A 系统性红斑狼疮激素治疗的原则是控制病情后逐渐减量、小量维持、终生用药。狼疮的患者应该避免阳光暴晒，因为紫外线可诱发狼疮病情活动。激素减量的原则是先快减后慢减，用量越小时减量应越慢。激素治疗可能诱发或加重感染，但是不能预防性应用抗菌药物，过度使用抗菌药物会导致真菌感染及其他条件致病菌感染。在激素治疗期间，应该同时给予补钙治疗，并在治疗时注意感染的监测和预防，并在出现感染时及时应用抗菌药物。

13. A 强直性脊柱炎病因尚不清楚，但其 HLA－B27 阳性，好发于 16～30 岁的青年人，晚期出现脊柱僵硬、驼背畸形，而不是侧弯畸形，X 线片表现为特征性的“竹节样”脊柱，目前主要用非激素抗炎药物治疗。

14. B HBsAg 阳性表明存在现症 HBV 感染，HBeAg 阳性表明存在 HBV 活动性复制，提示传染性较大。

15. A 细菌性痢疾是由志贺杆菌引起的一种肠道传染病。

16. C 霍乱潜伏期：一般为 1～3 天，可短至数小时，长至 5～6 天。典型病程分为三期，泻吐期：无里急后重感，多数不伴有腹痛，俗称“无痛性腹泻”；脱水期：患者出现剧烈吐泻，但非喷射性呕吐，喷射性呕吐是颅内压增高表现；恢复期：脱水纠正，大多数症状消失，少数患者因循环改善残存于肠腔的毒素被吸收，可出现反应性发热，体温达 38～39℃，持续 1～3 天自行消退。

17. B 日本血吸虫在人体内的寄生过程一般包括以下 5 个阶段：①毛蚴期，即离开介绍宿主后，在水体中游泳自由状态下的幼虫，能通过人体皮肤进入体内。②尾蚴期，即毛蚴进入人体后发育到的囊尾蚴期，寄生于人体的皮下组织中。③童虫期，即尾蚴进入人体后通过淋巴或血液循环进入人体内脏器官后经过多次的蜕变和发育形成的成虫雏形，寄生于人体的肠道黏膜上。④成虫期，即童虫在肠道内成熟形成的完整成虫，产卵并排出体外。⑤虫卵期，即成虫排出的虫卵随粪便排出体外。因此，日本血吸虫在人体内的致病阶段应为成虫、毛蚴、尾蚴、童虫，选项 B 正确。

18. E 社区卫生诊断的内容包括社会人口学诊断、流行病学诊断、行为与环境诊断、教育与组织诊断以及管理与政策诊断。因此，选项 E 不属于社区卫生诊断的内容。

19. C 个人健康档案是用于记录个人的健康状况和就医情况等信息的档案。其主要包括封面、个人基本资料、健康问题目录、长期用药清单、病情流程表、问题描述及进展记录、转会诊记录、居民健康档案信息卡和以预防为导向的记录等内容。而家庭基本资料属于家庭健康档案的内容，不属于个人健康档案的内容。因此，选项 C 正确。

20. E CT 是诊断肝脓肿的最佳检查方法。平扫多呈圆形或类圆形的低密度区，边缘模糊，合并产气菌感染时内可见气体，增强扫描病变边缘及分隔有明显强化。

21. D 粗糙的双相性搔抓样声音为心包摩擦音，心包摩擦音是急性心包炎最具诊断价值的体征。

22. E 根据患者的症状、体征最可能的诊断是胸膜炎。左下肺呼吸音减弱提示肺部出现了异常，可闻及双相摩擦音提示胸膜受累，而发热和胸痛也是胸膜炎的典型症状。其他选项的可能性较小，例如肺炎，应该有咳嗽、咳痰等症状；自发性气胸多以突然胸痛为主要症状；心肌梗死动态变化中常合并三联征（胸痛、心电图异常、酶学指标升高）；而肺栓塞则多表现为呼吸困难、胸痛、咳嗽等症状。

23. D 患者，女性，临床表现皮肤及牙龈间歇性出血、月经增多，血常规检查发现贫血（Hb 105g/L），骨髓检查显示巨核细胞明显增多、成熟型减少。这些表现提示患者可能患有原发免疫性血小板减少症，表现为外周血小板计数显著减少，出现瘀点、瘀斑和黏膜出血等症状。其他选项不符合该患者的临床表现和检查结果。

24. D 该患者出现吞咽困难 5 个月，胃镜检查发现食管中段隆起伴溃疡，管腔狭窄，管壁僵硬，结合上述表现，最可能的病理改变是鳞癌。经过长期刺激和损伤，食管黏膜易发生异型增生、不典型增生、上皮内瘤变及原位癌等病变，最终发展为肿瘤。而食管鳞癌是食管最常见的恶性肿瘤，占所有食管恶性肿瘤的 70% ~ 90%。临床表现包括吞咽困难、恶心、呕吐、体重下降等，而镜下表现多种多样，可以是隆起型、溃疡型或浸润型，但大部分可见到中央溃疡。其他选项中，A 选项，腺癌较少发生于食管，更常发生于胃、结肠或直肠等处；B 选项，淋巴瘤在食管中极其罕见；C 选项，食管非干酪样肉芽肿也较为罕见，多见于胃、结肠等部位；E 选项，干酪样肉芽肿与鳞癌的病理形态和临床表现不太相似。

25. C ①突发持续性左上腹疼痛：急性胰腺炎通常引起左上腹疼痛，并向背部放射。疼痛程度从轻微到剧烈不等，可能会持续数小时或数天。②饮酒、饱餐后发病：患者在饮酒、饱餐后出现疼痛，这与急性胰腺炎的发病机制有关。饮酒可以导致胰腺分泌物的反流和积聚，刺激胰腺和胆囊收缩，增加了胰腺炎的风险。③呕吐：由于胰腺炎引起的肠道功能紊乱，患者可能会呕吐，且吐后腹痛不缓解。④没有慢性胃病史：虽然慢性胃病可以导致上腹疼痛，但该患者没有慢性胃病史，因此不太可能是急性加重的慢性胃炎。综上，中青年男性饮酒、饱餐后出现左上腹持续性疼痛，吐后腹痛不缓解，无慢性胃病史，最可能诊断为急性胰腺炎。急性胰腺炎的病因甚多。在我国，胆道疾病、大量饮酒为常见病因。腹痛为本病的主要表现和首发症状。其他一些疾病也可以引起上腹疼痛，如急性胆囊炎、急性胃炎和肾结石等。但是，这些情况通常与饮酒、饱餐后发病关系不大，并且具有不同的临床特征，因此不太可能是最可能的诊断。

二、多选题

26. BDE 扭转性洋地黄中毒导致的房室传导阻滞一般需要紧急处理。在治疗过程中，需要避免使用可以加重房室传导阻滞的药物或治疗方法。其中，异丙肾上腺素是一种正性肌力药物，可能会使房室传导阻滞加重；而人工心脏起搏器则可能会对心脏电生理产生影响，也不太适合治疗这种情况。钾离子能降低心肌的兴奋性和传导性，房室传导阻滞时禁用。相反，阿托品通常被用于治疗房室传导阻滞，可用于解除洋地黄中毒引起的迷走神经反射及心率缓慢等表现；糖皮质激素主要用于处理洋地黄中毒本身，而非房室传导阻滞。因此，在扭转洋地黄中毒患者的完全性房室传导阻滞时，应禁用异丙肾上腺素、氯化钾和人工心脏起搏器。

27. ACD 食管癌的早期临床表现为胸骨后不适、烧灼感或疼痛，食物通过时局部有异物感或摩擦感，吞咽食物有停滞感或轻度梗阻感。下段癌还可引起剑突下或上腹部不适、呃逆、嗳气。

28. ABCDE Felty 综合征指类风湿关节炎患者伴有脾大、中性粒细胞减少，有的甚至有贫血和血小板减少。除此之外，类风湿结节、肺间质改变、胸膜炎、继发性干燥综合征也为关节外表现。

29. BE SARS 最初被认为是由果子狸等野生动物传播给人类的，但后来经过调查发现，果子狸并非 SARS 的主要传染源，而是通过食用果子狸等野生动物引起了人类感染。因此，选项 B 是错误的。SARS 出现时，丙氨酸转氨酶（ALT）、乳酸脱氢酶（LDH）及其同工酶等均有不同程度升高。血气分析发现血氧饱和度降低。选项 E 错误。

30. ACD 影响传染病传染性的因素比较复杂，不仅受到病原体数量、毒力、侵入途径和机体状态的影响，也与环境因素有关。一般来说，传染病临床症状期传染性最强，但也不要忽视潜伏期的传染性；对密切接触者，也要根据潜伏期进行隔离处理，不能放任不管。

31. ABCE 干性支气管扩张的患者以反复咯血为唯一症状，平时无咳嗽、咳脓痰等症状，病变部位多位于引流良好的上叶支气管。患者无异常肺部体征。所以选项 ABCE 正确。

32. ABD 肺实变是指任何原因致肺泡腔内积聚浆液、纤维蛋白和细胞成分等，使肺泡含气量减少、肺质地致密化的一种病变。肺体积一般并不发生变化（不缩小），可略微增大。肺实变时，气管推向健侧，无横膈上抬。视诊可见胸廓对称、病侧呼吸运动减弱；触诊见气管居中，病侧语音震颤增强；叩诊病变部位呈浊音；听诊，病变部位可闻及支气管呼吸音和响亮的湿啰音，语音共振增强，累及胸膜者可闻及胸膜摩擦音。所以选项 ABD 正确。

33. ABCE 肺炎支原体肺炎肺部 X 线检查可见模糊云雾状或均匀一致的阴影，近肺门部较致密，向外逐渐变浅，边缘不清楚，通常不侵犯整叶，呈间质性肺炎或支气管肺炎改变，一般不会出现多发空洞。所以选项 ABCE 正确。

34. ABCD 减轻心脏负荷、快速缓解缺血是治疗非 ST 段抬高型心肌梗死（NSTEMI）的基础。治疗药物有 β 受体拮抗剂（阿替洛尔和美托洛尔）、硝酸酯类、钙通道阻滞剂、镇静剂、尼可地尔。所以选项 ABCD 正确。环氧化酶 - 1 抑制剂（选项 E）属于抗血小板治疗药物。

35. ABC 非 ST 段抬高型心肌梗死（NSTEMI）属于急性冠脉综合征（ACS）中的一种类型，通常由动脉粥样硬化斑块破裂引起，临床表现为突发胸痛但不伴有ST段抬高。患者伴有血浆肌钙蛋白水平升高，这一点有别于不稳定型心绞痛，后者通常不升高或仅有轻度升高。所以选项A、B、C正确，选项D错误。急诊PCI恢复心肌再灌注治疗是急性ST段抬高型心肌梗死的治疗方式。所以选项E错误。因此本题的正确答案为ABC。

36. ABC 主动脉瓣狭窄的病因：①先天性病变：即先天性畸形，有单叶型、二叶型和三叶型。②退行性病变：与年龄相关的退行性主动脉瓣狭窄已成为成人常见的主动脉瓣狭窄的原因。③炎症性病变：多为风湿热。所以选项ABC正确。

37. ABCD 消化性溃疡合并出血主要表现为呕血或黑便，失血性周围循环衰竭，贫血，发热和氮质血症。其为一种常见的临床疾病，主要有胃溃疡出血和十二指肠球部溃疡出血，如果出血量比较大，超过400ml，患者会出现呕血，伴有黑便。失血性周围循环衰竭，急性大量失血由于循环血量的迅速减少而导致循环衰竭，可表现为头晕，心慌，乏力等。

38. ABCD 急性肾损伤的紧急透析指征包括：预计内科保守治疗无效的严重代谢性酸中毒（动脉血pH＜7.2）、高钾血症（K^+ >6.5mmol/L或出现严重心律失常等）、积极利尿治疗无效的严重肺水肿以及严重尿毒症症状如脑病、心包炎、癫痫发作等。

39. AB 缺铁性贫血血涂片中红细胞体积变小（故选项C错），骨髓红系增生轻、中度活跃（故选项D错），内因子缺乏引起巨幼细胞贫血（故选项E错），A、B选项是正确的。

40. ABC 巨幼细胞贫血是一种全身性疾病，是由于叶酸或维生素B_{12}缺乏或某些影响核苷酸代谢的药物导致细胞核脱氧核糖核酸（DNA）合成障碍所致的一种大细胞性贫血，其共同的细胞形态学特征是骨髓中各系细胞出现“巨幼变”。本病起病缓慢，常有面色苍白、乏力、头晕、心悸等贫血症状；重者全血细胞减少，反复感染和出血。所以选项A、B、C均正确。引起巨幼细胞贫血的原因有几种，其中叶酸不足引起的巨幼细胞贫血可以通过服用叶酸来改善，而维生素B_{12}的缺乏引起的贫血则需要通过补充维生素B_{12}来治疗。所以选项D错误。骨髓细胞巨幼样改变对诊断巨幼细胞贫血最有价值，但不可仅以此项进行确诊。所以选项E错误。因此本题应选ABC。

41. ABCE 自身抗体包括：①类风湿因子（RF）：可分为IgM、IgG和IgA型。②抗瓜氨酸化蛋白抗体：包括抗核周因子抗体、抗角蛋白抗体、抗聚丝蛋白抗体、抗环瓜氨酸肽抗体和抗突变型瓜氨酸化波形蛋白抗体。

42. ABCD 强直性脊柱炎关节外症状：30%左右的患者可出现反复发作的葡萄膜炎或虹膜炎（选项A对）。10%～33%的患者可出现升主动脉根部扩张（选项B对）和主动脉瓣病变（选项C对）以及心传导系统异常（选项D对）。少见的有肾功能异常、肺间质性肺炎、下肢麻木、感觉异常及肌肉萎缩和淀粉样变性（选项E错）等。晚期病例常伴骨密度下降甚至严重骨质疏松，易发生脆性骨折。

43. ADE 定性研究方法包括：①观察法：通过对事件或研究对象的行为进行直接观察以收集数据的方法。②深入访谈法：由调查员开列一调查提纲或开放式调查问答，让被调查者阐述自己的意见和看法。③专题小组讨论：通过一些小型会议来进行，参加讨论的人以6～12人为宜，在非常融洽轻松的气氛中进行，大家广开思路，谈出自己的想法，讨论时应做到畅所欲言，不互相批评，欢迎提出各种方案，善于结合别人意见来提出自己的想法。选项 ADE 都属于定性研究方法。选项 B 中的“描述性研究”属于定量研究方法；选项 C 中的“实验性研究”通常也是一种定量研究方法。因此，答案为 ADE。

44. ADE 流行病学是研究人群中疾病与相关健康状况和卫生事件的分布及其影响因素，并研究如何防治疾病及促进健康的学科。流行病学的研究内容：①疾病：包括传染病、寄生虫病、非传染性疾病等。②伤害：意外、残疾、身心损害等。③健康状态：生理生化功能状态、疾病前状态、长寿等。因此，选项 ADE 属于流行病学的研究内容；选项 B 中的“遗传病”通常被视为遗传学的研究范畴；选项 C 中的“心理障碍”主要被归为精神医学的研究范畴。因此，答案为 ADE。

45. BCD 流行病学的基本原则包括以下几个方面：①群体原则：流行病学研究中以人群为基本单位进行分析和研究。②现场原则：流行病学研究需要考虑人群和所在的现场环境，并针对不同的现场情况制定相应的疾病预防控制策略和措施。③对比原则：通过对不同群体或不同因素进行对比，来判断其是否存在相关性并做出相应的结论和处理方法。④代表性原则：样本选择必须随机且足够大，才能够反映人群整体的情况。因此，选项 B、C、D 均属于流行病学的基本原则；选项 A 中的“个体原则”与流行病学研究的基本原则不符合；选项 E 中的“确定性原则”并非流行病学的基本原则。因此，答案为 BCD。

46. ABCD 疾病发生机制的遗传学基础包括染色体畸变、基因突变、表观遗传变异、遗传易感性等。因此，选项 A、B、C 和 D 均属于疾病发生机制的遗传学基础。而选项 E 中的“免疫系统失调”并非疾病发生机制的遗传学基础。

47. AB 本题考查了单基因病的遗传方式。常染色体隐性遗传病只有纯合子才会发病（选项 A 正确）；X 连锁显性遗传病女性杂合子会发病（选项 B 正确）；常染色体显性遗传病不需要纯合子也可发病（选项 C 错误）；Y 连锁遗传只影响男性，而且仅从父亲到儿子传递（选项 D 错误）；X 连锁隐性遗传病同样会影响男性（选项 E 错误）。因此，答案为 AB。

48. ABDE 本题考查了医学伦理学研究所采用的方法。医学伦理学采用规范伦理学方法、元伦理学方法、描述伦理学方法以及综合方法进行研究；自然科学方法在医学伦理学中并不常见，因为伦理学问题通常不涉及自然科学领域（选项 C 错误）。因此，答案为 ABDE。

三、共用题干单选题

49. E 以心前区压榨样疼痛 6 小时为主诉入院，心电图示 Ⅰ、aVL、$V_1 \sim V_6$ 导联 ST 段弓背向上抬高。可诊断为：急性广泛前壁、高侧壁心肌梗死。

50. B 急性广泛前壁、高侧壁心肌梗死是一种严重的心血管急症，需要立即进行介入治疗。PTCA（经皮冠状动脉成形术）加支架是一种常用的治疗方法，可以迅速恢复冠状动脉的血流灌注，减少心肌损伤。

51. E 患者考虑存在急性左心衰，但有急性心肌梗死，不能使用正性肌力药物。

52. B 患者药物复律效果不佳时，使用同步直流电复律。

53. B 患者青年女性，发热、多关节疼痛、双侧胸腔积液、尿蛋白（+），自身抗体检测提示 ANA（+），抗 SSA 抗体（+），抗 Sm 抗体（+），故考虑系统性红斑狼疮的诊断。

54. E 患者伴有脏器损害，故治疗应予以糖皮质激素联合免疫抑制剂。

55. A 患者为51岁男性，8年前发现乙肝，皮肤黄染、食欲不振、恶心10天，意识模糊、烦躁不安1天，查体神志恍惚、巩膜中度黄染，颈部可见数枚蜘蛛痣，脾大，血常规示三系减少，符合肝硬化并发肝性脑病。

56. D 由于肝硬化脾功能亢进可引起白细胞与血小板降低，应进行肝功能、凝血酶原活动度、血氨、腹部B超检查，而电子胃镜检查可暂缓。

57. A 患者急诊入院，有黄疸和乙肝病史，现已肝功能不全，因此，高蛋白饮食的治疗是错误的，应选择低蛋白饮食以减轻肝脏负担。口服乳果糖、静滴精氨酸和纠正电解质紊乱、补充支链氨基酸为肝性脑病的治疗。因此，选项A为错误答案。

58. B 患者为中年男性，出现右季肋区隐痛，食欲减退3个月，B超示右肝实质性暗区，AFP 400ng/ml，首先考虑是原发性肝癌。其他疾病如慢性活动性肝炎、肝囊肿、阿米巴肝脓肿和肝血管瘤等的临床表现、实验室检查结果和影像学表现不符合以上描述。

59. A 增强CT可以鉴别肝细胞癌和肝海绵状血管瘤，可进一步确诊原发性肝癌。

60. D 手术是治疗肝癌的首选，也是最有效的方法。手术方法有：根治性肝切除，姑息性肝切除等。对不能切除的肝癌可根据具体情况，采用术中肝动脉结扎、肝动脉化疗栓塞、射频消融、冷冻、激光、微波等治疗。原发性肝癌也是肝移植手术的指征之一。

61. C 该患者具有以下危险因素：近期创伤、手术治疗，且出现呼吸困难、胸痛、咯血等表现，提示存在肺血栓栓塞症的可能。此外，右肺有少量哮鸣音也支持这一诊断。A选项慢性阻塞性肺疾病通常是慢性发展过程中逐渐出现的病情，与该患者的时间线不符。B选项支气管哮喘引起的胸痛和咳嗽通常不伴有咯血，而且患者没有既往哮喘史，也不符合典型的哮喘表现。D选项急性心肌梗死的主要表现为胸痛、心悸、恶心、呕吐等，而呼吸困难和咯血并非典型表现。E选项肺炎的症状包括发热、咳嗽、咳痰等，而呼吸困难和咯血并不是其主要表现。因此，最可能的诊断是C选项肺血栓栓塞症。应该及时采取抗凝治疗等措施，以预防或治疗可能的并发症。

62. D CT肺动脉造影，是目前诊断肺血栓栓塞症无创检查的可靠标准，有可能代替肺动脉造影。

63. D 该患者诊断为肺血栓栓塞症，治疗上应当给予溶栓或抗凝治疗。

64. B 自发性气胸（选项B）是导致患者出现突然右胸刀割样疼痛和轻度胸闷、咳嗽的原因。打篮球比赛时的活动可能诱发了气胸。

65. A 自发性气胸首先应考虑行胸部X线检查。

四、案例分析题

66. B 患者半个月来在爬楼梯时常感心前区疼痛，为压迫样痛，并向左肩、左上肢放射，持续1～2分钟，休息后能缓解。近5天来在工作时上述症状常出现，尤其工作较为紧张时发作为多，含服硝酸甘油疼痛能迅速缓解。可诊断为冠心病、稳定型心绞痛。血压180/100mmHg，年龄58岁，可诊断为高血压Ⅲ级，很高危。

67. C 该患者已被诊断为冠心病、稳定型心绞痛，高血压病Ⅲ级，很高危。其疼痛的特点为心前区疼痛，向左肩、左上肢放射，活动诱发，休息后能缓解。现含服硝酸甘油可迅速缓解疼痛。肋间神经痛的疼痛部位多局限在胸壁某一侧，而不会向左肩、左上肢放射。消化系统疾病所致的疼痛通常与进食有关，并且大多数不会放射到左肩、左上肢。夹层动脉瘤破裂的典型表现是剧烈的胸痛，并伴有低血压、脉搏弱等危险表现，这与该患者的情况不符。急性肺栓塞的疼痛部位主要在胸骨后，且不向左肩、左上肢放射。因此，其他疾病引起的心绞痛、主动脉狭窄或关闭不全、肥厚型心肌病等需要与本病相鉴别。

68. D 本病的治疗包括安静休息、药物使用、控制各种危险因素、必要时采取经皮冠状动脉腔内血管成形术（PTCA）治疗等。其中药物治疗包括硝酸酯类药物、β 受体拮抗剂、钙通道阻滞剂、抗血小板制剂以及调脂药物的应用，这些药物能够减轻心绞痛和预防心血管事件的发生。控制各种危险因素也是治疗的重要措施，如降低血压、维持血压平稳等。而大剂量连续含服硝酸甘油并不是治疗的正确做法，因为长期大剂量使用硝酸甘油可能会导致血流动力学不稳定。吸氧也不是本病的主要治疗措施，但在病情加重等特定情况下可能会使用。因此，选项 D 是错误的。

69. E 选项 A 中胸痛不缓解是需要紧急处理的指征，应立即转诊至心内科。选项 B 中突然出现阿－斯综合征，经心肺复苏后呼吸、心率、血压能够维持时，应观察病情并及时转诊治疗。选项 C 中经皮冠状动脉腔内血管成形术（PTCA）治疗应专科诊治。选项 D 中需要进一步检查以明确诊断也是需要考虑的指征。选项 E 中心绞痛发作频率减少、胸痛减轻不能作为是否转诊的唯一依据。选项 F 中消化道出血、脑卒中等严重合并症是需要立即就医处理的指征。

70. D 心绞痛最典型的部位是胸骨后中下端 1/3。

71. B 患者为中年男性，有胃溃疡病史 10 年，近 3 个月上腹痛加剧，无节律性，伴嗳气，无反酸及呕吐，口服法莫替丁和奥美拉唑无效，体重下降，上腹部轻压痛，可触及包块，故首先考虑癌变。

72. ABH X 线钡餐检查对胃癌的诊断依然有较大的价值。近年应用气钡双重对比法、压迫法和低张造影技术，并用高密度钡粉，能清楚显示黏膜的精细结构，有利于检查到微小病变。且胃 X 线钡餐检查有利于胃癌和胃淋巴瘤的鉴别，选项 A 正确。电子胃镜及活检是目前诊断胃癌最可靠的方法，选项 B 正确。超声内镜检查具有胃镜和实时超声检查两者的优点，对肿瘤胃壁各层的浸润状况、邻近器官及淋巴结转移的诊断有独到之处，选项 H 正确。

73. ABCF 胃癌是一种常见的恶性肿瘤，常常伴随着多种并发症。常见的胃癌并发症包括：①贫血：由于胃癌患者通常食欲不振、饮食减少，导致营养不良和贫血。②幽门梗阻：若肿瘤位于幽门附近，阻塞了胃的出口，引起腹胀、呕吐、上腹部灼热感等症状。③贲门梗阻：主要是指肿瘤位于胃底或与贲门相邻而压迫贲门，引起吞咽困难、进食后胃胀等症状。④上消化道出血：可为呕血、黑便，严重者可发生失血性休克。

74. C 该患儿的诊断为：重型腹泻病，中度低渗性脱水，代谢性酸中毒。诊断依据：腹泻 5 天，大便每日 10 余次，水分多伴有呕吐，尿少。查体前囟、眼眶凹陷，皮肤弹性差，四肢稍凉。实验室检查：血 Na^{+} 125mmol/L，BE －16mmol/L。

75. C 轮状病毒感染是小儿腹泻病最

主要的病原体。轮状病毒性肠炎的特点是好发于6个月至2岁婴幼儿，病初易吐，大便次数多，典型大便呈稀水样、黄色水样或蛋花汤样，无腥臭味，镜检偶有少量白细胞，常并发脱水、酸中毒及电解质紊乱。

76. A 该患儿在失水、代谢性酸中毒纠正后突然抽搐，此时应查血钙。因为当脱水、代谢性酸中毒纠正后，血游离钙可降低，如此时出现抽搐，应考虑低钙血症可能。

77. C 该患儿发热1天后出疹，伴流涕、淋巴结肿大且压痛，考虑风疹。风疹感染时白细胞数降低，淋巴细胞早期减少，晚期增高，可有异形淋巴细胞和浆细胞。

78. C 风疹有发热及卡他症状，耳后、颈后淋巴结肿大、压痛，弥漫的斑疹发热后24小时遍及全身。

79. A 风疹主要通过接触患者眼、鼻、口部的分泌物和飞沫传播而感染。

80. ABCDEF 患者初步诊断为慢性阻塞性肺疾病，慢性肺源性心脏病，典型者可有上述所有的体征。

81. ABCDEF 血液学的检查可提供是否有继发红细胞增多、是否有感染因素、是否存在肝肾功能及电解质异常；动脉血气分析评估氧合功能及二氧化碳排出情况；心电图和超声心动图用以评估心功能并有助于慢性肺源性心脏病、冠心病、风湿性心脏病等的鉴别。慢阻肺急性加重多由感染诱发，在给予抗感染治疗前留取痰标本进行病原学检查，有助于指导抗生素的选择。

82. ABCE 患者为慢性肺心病，心功能失代偿期，Ⅱ型呼吸衰竭，病情急性加重因感染诱发，故需给予积极抗感染治疗。持续低流量吸氧、改善通气和小剂量利尿剂使用以改善心肺功能和缺氧状态。慢性肺源性心脏病心功能的改善依赖于肺部感染的控制和通气功能的改善，如控制感染、改善通气、利尿治疗后心功能仍不能改善时，可给予洋地黄类正性肌力药。呼吸中枢兴奋剂主要适用于以中枢抑制为主、通气量不足引起的呼吸衰竭，该患者目前不需使用。

83. ABCDEF 慢阻肺、慢性肺源性心脏病患者由于心功能不全和通气功能障碍，可致全身各个器官系统受累，出现多种并发症。

84. BF 患者有不洁抽血史，反复类似感冒症状、腹泻、淋巴结肿大，及肺部症状，考虑艾滋病，严重机会性感染可能为卡氏肺孢子菌肺炎。建议完善HIV抗体检查及胸部CT平扫协助诊断。

85. B 患者行胸部CT检查发现间质性肺炎，HIV抗体阳性，考虑为艾滋病、肺炎。

86. ABE 最常见的严重机会性感染为卡氏肺孢子菌肺炎：患者主要临床表现为慢性咳嗽及发热，呼吸急促和发绀，动脉血氧分压降低；肺部X线表现为间质性肺炎；依靠痰或支气管灌洗液进行涂片染色找卡氏肺孢子菌滋养体和包囊。

87. ABCDEF 艾滋病的传播方式：①性接触传染，这在全世界范围内是主要的传播途径。②注射途径传播，这在我国是主要的传播途径，药瘾者共用针头，血友病患者应用第Ⅷ因子和注射含HIV的血和血制品，均可传染。③垂直传播，感染本病的孕妇可通过胎盘、产程中及产后血性分泌物或喂奶等传播给婴儿。④其他途径，包括应用病毒携带者的器官进行移植，人工授精等。此外医护人员被污染的针头刺伤或破损皮肤受污染也有可能感染。

88. ABCEF 子宫颈炎临床表现可有性交后出血，经间期出血。妇科检查可发现子宫颈呈糜烂样改变，或有黄色分泌物覆盖宫颈口或从宫颈口流出，也可表现为子宫颈息肉或子宫颈肥大，可有接触性出血。宫颈癌亦可表现为宫颈糜烂，并伴有接触性出血。绝经后是子宫内膜癌的高危年龄段，绝经后阴道流血是其典型临床表现。绝经后子宫内膜炎症或子宫内膜息肉亦可引起阴道流血。

89. ABDFI 绝经后阴道流血，宫颈涂片细胞学检查及 HPV 检查可以排查宫颈癌；诊断性刮宫、宫腔镜检查、子宫内膜采集均可用来进一步明确是否存在子宫内膜炎、子宫内膜息肉或子宫内膜癌。B 超检查可观察子宫体及双侧附件。

90. BCDEI 上述检查均未见异常，提示本患者可能存在子宫颈炎。对于宫颈糜烂样改变伴有分泌物增多、乳头状增生或接触性出血，可给予局部物理治疗，包括激光、冷冻、微波等方法；也可给予中药保妇康栓，或将其作为物理治疗前后的辅助治疗；继续观察病情，及时复查。

91. ABEF 本例患者年龄大于 40 岁，出现月经改变、潮热，内分泌测定卵泡刺激素升高，雌二醇降低，B 超示子宫、卵巢萎缩，应诊断绝经综合征。雌激素降低，可能出现血管舒缩症状（如潮热等）及自主神经失调症状（如心悸、易怒、眩晕、头痛、睡眠障碍、耳鸣等症状）（选项 A、B、E），泌尿生殖道症状（阴道干涩、疼痛，排尿困难、性交痛、反复发作的阴道炎）（选项 F）。多毛、黑棘皮症多为雄激素升高的表现，故不选（排除选项 C、D）。

92. ABCDF 绝经综合征的治疗目标包括缓解近期症状，早期发现及预防远期并发症。①一般治疗：通过心理疏导（选项 A），使绝经过渡期女性了解其生理过程，并以乐观的心态适应；必要时可选用镇静药帮助睡眠（选项 B）；鼓励建立健康的生活方式，包括坚持身体锻炼，健康饮食（选项 C）；增加日晒时间，摄入钙和维生素 D，预防骨质疏松（选项 D）。②激素补充治疗（选项 F）：针对绝经相关健康问题而采取的一种医疗措施，可有效缓解绝经相关症状。虽生育能力下降，但绝经过渡期卵巢尚有排卵功能，因此建议避孕至月经停止 12 个月后，选择以外用避孕产品为主的避孕方式，故排除选项 E。

93. BC 围绝经期女性有月经改变，同时围绝经期症状影响生活质量，应选择雌孕激素联合，用于有完整子宫的女性，包括序贯用药和联合用药。序贯用药是模拟生理周期，在用雌激素的基础上，每后半月加用孕激素 10～14 天。两种用药均又分为周期性和连续性，前者每周期停用激素 5～7 天，有周期性出血，适用于年龄较轻、希望有月经样出血的女性（选项 A）；后者连续用药，避免周期性出血，适用于年纪较长或不希望有月经样出血的女性（选项 B）。雌孕激素联合连续用药每天均联合雌、孕激素，连续用药不停顿，适用于绝经后期不希望有月经样出血的女性（选项 C）。单纯雌激素补充适用于已切除子宫的女性（选项 D）；单用孕激素补充适用于绝经过渡期功能失调性子宫出血的女性（选项 E）。阴道局部雌激素用药推荐使用于仅为改善泌尿生殖道萎缩症状，以及对肿瘤手术、盆腔放疗、化疗以及其他一些局部治疗引起的症状性阴道萎缩和阴道狭窄者（选项 F）。因此如果进行 HRT 的患者，不希望有月经样出血，可采用连续用药的方案，故选择 BC。

94. ABCEF 对接受 HRT 的女性进行随访及监测的目的主要是评估 HRT 的疗效和可能出现的不良反应，并及时进行再次评估适应证、禁忌证及慎用情况。开始

HRT 后第 1，3，12 个月应复诊（选项 A），以后可调整为每年一次（选项 C），若有异常阴道出血或其他不良反应，应随时复诊（选项 B），推荐每年进行 1 次全面检查，包括：血压测定、乳腺及妇科检查、血生化、妇科 B 超、乳腺 B 超或钼靶照相、宫颈细胞学检查等（选项 F）。每 3 ~ 5 年进行骨密度测量（选项 E），HRT 的使用不规定终止时间（排除 D），建议至少持续至平均自然绝经年龄，在每年体检的基础上，若无禁忌证，权衡利大于弊可继续使用。

95. D 患者幼年时有麻疹病史；临床表现为反复咳嗽、咳黄痰，此次受凉后症状加重，伴咯血及发热，肺部查体闻及粗湿啰音，综合患者病史及临床表现，考虑支气管扩张症。

96. BCDFG 支气管扩张症伴感染的常见病原体主要有铜绿假单胞菌、金黄色葡萄球菌、流感嗜血杆菌、肺炎链球菌及卡他莫拉菌。鲍曼不动杆菌及真菌为非常见病原体。

97. ABC 患者此次支气管扩张伴感染，出现咳痰及发热、咳血，血常规白细胞明显升高，有使用抗生素指征，也可使用化痰药物及止血药。如病变局限，反复咯血，内科治疗无效可考虑支气管动脉造影 + 栓塞术，故选项 F 错误。

98. ABCDEF 大咯血时紧急处理措施为患侧卧位，并予以保持呼吸道通畅，止血治疗，可给予垂体后叶素静脉滴注，同时补液治疗。可交叉配血，以防输血时引起溶血。

99. C 患者咯血过程中突然出现咯血停止，但随之出现气促、胸闷及烦躁，口唇苍白表现，考虑咯血堵塞气道引起窒息。

100. C 大咯血窒息危及生命，此时最有效的措施为气管插管建立通畅气道，改善通气及促进引流。